PRAKTISCHE BEITRÄGE

ZUR

OHRENHEILKUNDE

VON

DR. R. HAGEN,

DOCENT DER OHRENHEILKUNDE AN DER UNIVERSITÄT, PRAKTISCHER ARZT
UND OHRENARZT IN LEIPZIG.

VI.

CASUISTISCHE BELEGE FÜR DIE BRENNER'SCHE METHODE DER GALVANISCHEN ACUSTICUSREIZUNG.

MIT FÜNF HOLZSCHNITTEN.

LEIPZIG
VERLAG VON VEIT & COMP.
1869.

INHALTSVERZEICHNISS.

Casuistische Belege für die Brenner'sche Methode der galvanischen Acusticusreizung.

Dr. R. Brenner's im August v. J. erschienenes Werk „Untersuchungen und Beobachtungen über die Wirkung elektrischer Ströme auf das Gehörorgan im gesunden und kranken Zustande. Versuch zur Begründung einer rationellen Elektro-otiatrik." (Leipzig, Giesecke und Devrient) zeichnet sich vor Allem und gewiss nur zu seinem Vortheil dadurch aus, dass es nicht mit einer Menge Krankengeschichten beschwert ist. Und gleichwohl war Brenner vor allen Elektrotherapeuten und Elektrootiatrikern in den Stand gesetzt, eine umfangreiche Sammlung solcher Beiträge zu liefern. Dies ist nicht geschehen, und die Leser des Werkes Brenner's werden dies dankend anerkennen, weil auf diese Weise das Studium seiner Elektro-otiatrik nicht unwesentlich erleichtert wird.

Je zurückhaltender sich Dr. Brenner aber in dieser Beziehung verhalten hat, desto weniger sparsam dürfen die entsprechenden Publicationen derjenigen sein, welche sich mit Controlbeobachtungen seiner Angaben über die Einwirkung des galvanischen Stromes auf das gesunde und kranke Gehörorgan des Menschen beschäftigt haben. Bei der Veröffentlichung eines grösseren Theiles meiner eigenen Beobachtungen in dieser Hinsicht lag mir der Gedanke nicht fern, damit einerseits eine Erläuterung und Vervollständigung des Brenner'schen Werkes meinen Fachgenossen zu geben und andererseits wiederholt eine Bestätigung der in Brenner's Werk niedergelegten Beobachtungen und daraus gefolgerten Behauptungen zu liefern. Ich hielt mich dazu um so mehr berechtigt, als einestheils meine speciellen Fachgenossen, die Otiatriker, diesem Gegenstand gegenüber noch immer eine sehr reservirte Stellung einnahmen, ja bisher ein völliges

Schweigen beobachteten, und anderentheils mir, als Elektrootiatriker, ein überaus reiches Beobachtungsmaterial zu Gebote steht.

Wenn manche Otiatriker nicht immer in der Lage waren, durch ihre Untersuchungen auf dem Felde der galvanischen Acusticusreizung die von Brenner früher in einzelnen Journalartikeln niedergelegten Ansichten und Behauptungen bestätigt zu finden, so lag dies unzweifelhaft in einer fehlerhaften Application des Stromes und in mangelhafter theoretischer Beherrschung des Gegenstandes. Abgesehen davon, dass negative Resultate der galvanischen Acusticusreizung gegenüber den zahlreichen positiven Resultaten Anderer keinen Anspruch auf Werth machen können, muss ich dem von Erb bezüglich der Brenner'schen Angaben auf der Versammlung deutscher Naturforscher und Aerzte in Dresden gethanen Ausspruch mit ganzer Seele beistimmen, welcher dahin lautete, dass eine einzige bestätigende Beobachtung viel mehr wiege und werth sei, als alle mit negativen Resultaten angestellten Untersuchungen. Den Zweiflern an den von Brenner mit grossen Opfern an Zeit und Geld gewonnenen Thatsachen, — Zweiflern aus dem Grunde, weil sie wohl zufällig einmal einen positiven, zumeist aber einen negativen Erfolg ihrer Mühen sahen — hat Dr. Brenner nach den von ihm und mir in Dresden gehaltenen Vorträgen und vorgeführten Demonstrationen auf ihr ausdrückliches und nicht gerade freundliches Befragen seine allerdings nicht gerade angenehme, aber wie mir scheint wohlbegründete Antwort ertheilt.

Dieser Antwort Brenner's, „man müsse Virtuos in der Anwendung galvanischer Ströme und in dem Gebrauche der dazu nöthigen Vorrichtungen sein, wenn man seine Wahrnehmungen controliren und darüber urtheilen wolle", muss ich mich in ihrem vollen Umfange anschliessen. Nur ein vollständiges Vertrautsein mit allen zu solchen Untersuchungen nothwendigen Kenntnissen und technischen Schwierigkeiten sichert den Erfolg. Auch mir haben sich im Verlaufe meiner Untersuchungen mancherlei unliebsame Hindernisse in den Weg gestellt; ich habe sie aber mit Energie und Sachkenntniss zu überwinden gesucht und zu beseitigen gewusst. Wenn alle diejenigen, welche sich veranlasst sehen werden, Brenner's Untersuchungen am Gehörorgan gesunder und kranker Menschen aufzunehmen, sich zuvor jedes missliebigen Urtheiles und jeder vorgefassten Meinung entschlagen und alsdann Liebe zur Sache und guten Willen mitbringen, dann müssen sie die Erfolge und erlangten positiven Resultate zu weiter fortzusetzenden Studien anspornen. Denn es wird doch wohl Niemand behaupten wollen, Erb, Eulenburg, Moos und ich, welche Bestätigungen gebracht haben, wären die einzig Glücklichen.

Genaue Sachkenntniss in der Handhabung der einzelnen Instrumente, namentlich eines guten Rheostaten — ich betone dies ausdrücklich — ist eine unerlässliche Forderung. Sonst könnte es sich ereignen, dass die Zahl derjenigen sich noch um einige vermehren wird, die verfahren, wie jener Sycyanko, welcher unzweifelhaft in Folge von Missgeschick seinen Rheostaten statt in Neben- in Einschliessung anbrachte und mit den so ganz fehlerhaft zusammengestellten Apparaten dann arbeitete und manipulirte. Sein auf fehlerhaft und ganz falsch componirten Apparaten basirter Satz:[1] „Die Wirkung des galvanischen Stromes auf den Acusticus ruft gar keine rein subjective Gehörssensation hervor, weder bei der Schliessung, noch bei der Oeffnung der Kette, weder bei der Einwirkung der Anode, noch der Kathode“ musste bei den wirklichen Sachverständigen ein mitleidsvolles Lächeln hervorrufen und war wohl nicht einmal bei den Zweiflern im Stande, deren Zweifel zu bekräftigen. Dem Herrn Docenten der Elektrotherapie an der Universität Charkow, Dr. med. Sycyanko, dürfte aber bisher sicher der Wunsch beigekommen sein, obigen Satz nicht geschrieben zu haben, mit welchem er sich nicht zu seinem Vortheile in die medicinische Literatur eingeführt hat. Der Vorwurf der Uebereilung und des Mangels genügender Vorsicht kann ihm nicht erspart bleiben, da bei ihm doch so viel Kenntniss der einschlägigen Literatur vorausgesetzt werden muss, dass bereits viele Jahrzehnte, bevor Dr. Brenner

[1] Ueber die Wirkung des galvanischen Stromes auf das Gehörorgan. Deutsches Archiv für klinische Medicin, von Ziemssen und Zenker. Bd. III, Heft 6.

seine Untersuchungen begann, von den ehrwürdigen alten Galvanikern der Acusticus durch elektrische Ströme zur Reaction gezwungen worden war. —

Dr. Brenner's Streben ging zunächst dahin, die Schwierigkeiten und Uebelstände, welche sich der Anwendung des galvanischen Stromes zum Zwecke der Acusticusreizung bisher entgegengestellt hatten, und noch von dem berühmten du Bois-Reymond[1] so lebhaft beklagt werden, hinwegzuräumen. So weit als irgend möglich ist dies dem eifrigen Streben Brenner's wirklich gelungen, und wodurch? Durch Einführung bisher in der Elektrotherapie nicht benutzter Instrumente und die Construction einer auf klare theoretische Voraussetzungen basirten, äusserst zweckmässigen Methode der Application constanter Ströme auf das menschliche Gehörorgan.

Die von mir zu meinen elektro-otiatrischen Untersuchungen benutzten Instrumente habe ich bereits in meinem ersten Hefte der praktischen Beiträge zur Ohrenheilkunde[2] p. 8 etc. beschrieben und sie sind von Brenner in seinem Werke ausführlich abgehandelt worden. Hervorzuheben wäre aber erstens, dass ich mich eines von Siemens u. Halske verfertigten, in 1110 Werst — nicht in Siemens'sche Einheiten — eingetheilten Rheostaten bediene; und zweitens, dass ich eine Zeit lang eine aus 14 ganz kleinen Daniell'schen Elementen bestehende Batterie gebraucht habe, jetzt aber zu der ursprünglich benutzten und an dem eben genannten Orte beschriebenen Batterie, nachdem sich die kleine Batterie gänzlich abgenutzt hatte, zurückgekehrt bin. Bald hoffe ich, mit einer Zink-Silber-Batterie arbeiten zu können, welche nach der von Dr. Pincus empfohlenen construirt und mit den für den Gebrauch unerlässlichen Modificationen und Verbesserungen versehen worden ist.

An der eben angegebenen Stelle habe ich auch bereits des Umstandes gedacht, dass sich mein Rheostat in Nebenschliessung

[1] Untersuchungen über die thierische Elektricität. Berlin, 1848. Bd. I, pag. 345.

[2] Elektro-otiatrische Studien. Leipzig, Verlag von Veit & Comp. 1866. — Abdruck aus der „Wiener medicinischen Wochenschrift" Jahrg. 1866.

— nicht in Einschliessung — befindet, bei welchem Arrangement also der grössere Widerstand im Rheostaten den stärkeren, der geringste Widerstand im Rheostaten dagegen den schwächsten Strom signalisirt.

Wenn Benedikt[1] von der durch einen in Nebenschliessung angebrachten Rheostaten bewirkten Modification der Intensität des Stromes sagt, dass diese Methode zu einzelnen Versuchen von grossem Werthe sei, für den Praktiker aber keine Bedeutung habe, so will es mir scheinen, dass bei Benedikt diese Methode der Intensitätsmodification lange nicht die Aufmerksamkeit gefunden hat, die sie in der That verdient. Ich bin überzeugt, dass, wenn erst einmal ein Elektrotherapeut gründliche und umfassende Studien über die vortrefflichen Leistungen solcher Rheostaten gemacht hat, wie sie Brenner beschreibt, er als Praktiker sicher einen solchen bei seinen therapeutischen Verwerthungen des constanten Stromes nicht gern mehr entbehren wird.

Zu vielen Untersuchungen sowohl, als auch zumeist für die Praxis besitzt der von Dr. Brenner beschriebene und abgebildete Rheostat die erforderliche Feinheit. In manchen, allerdings von mir bisher nur selten beobachteten Fällen wurde bei mir der Wunsch nach noch grösserer Feinheit der Graduirung des constanten Stromes recht lebhaft, obschon man sich durch andere Manipulationen helfen kann. Bei sehr sensiblen Gehörnerven ist mir beim Ausschleichen die Schwankung von 2 Werst Leitungs-widerstand zu 1 W. desselben zu gross gewesen. Nun entspricht aber 1 W. 6,5 Siemens'schen Einheiten, folglich 2 W. 13 Siemens'schen Einheiten und 3 W. 19,5 Siemens'schen Einheiten etc. Da man nun in dem betr. Brenner'schen Rheostaten nur Minimalschwankungen von 10 zu 10 Siemens'schen Einheiten bewirken kann, so erlaubt mein in Werst getheilter Rheostat mithin um 3,5 Siemens'sche Einheiten kleinere Minimalschwankungen, und gleichwohl waren mir diese noch zu gross. Ich möchte mir deshalb vorzuschlagen

[1] Dr. M. Benedikt. Elektrotherapie. Wien, 1868, pag. 16.

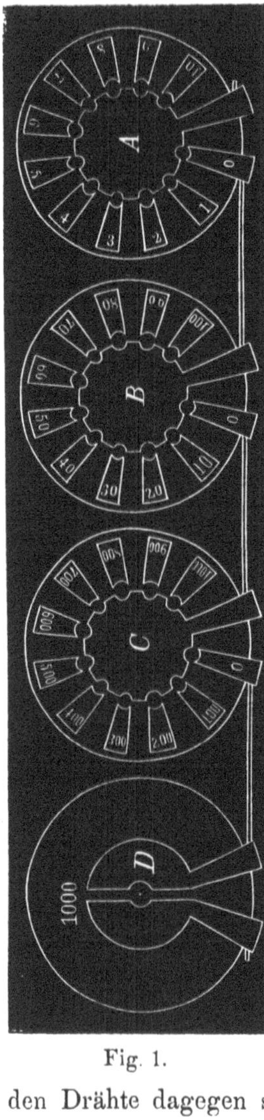

Fig. 1.

gestatten, an dem Brenner'schen Rheostaten noch eine vierte Rolle mit zehn Stöpselungen für je 1, 2, 3 etc. bis 10 einzelne Siemens'sche Einheiten anbringen zu lassen, sodass dann die erste Rolle A den Einern, die zweite B den Zehnern, die dritte C den Hundertern und die vierte D den Tausendern entspräche. (Fig. 1.)

Ausserdem muss ich hier noch der an meinem Stromwender nach Brenner's Angabe angebrachten sehr sinnreichen und öfters sehr erwünschten Aenderung gedenken, die ich allen Fachgenossen hiermit empfehle. Die Beschreibung dieses so modificirten Stromwenders siehe in Brenner's Werk pag. 57. Obgleich Brenner am eben angegebenen Orte die Einfügung der zu- und ableitenden Drähte in seinen Stromwender genau angegeben hat, mache ich doch auf diese besondere Art noch ganz ausdrücklich aufmerksam. Denkt man von den vier auf dem Stromwender angebrachten Contactschrauben sich je zwei durch die Diagonale verbunden, so müssen sich die zuleitenden Drähte in den zwei durch die eine Diagonale verbunden gedachten Contactschrauben, die ableitenden Drähte dagegen sich in den zwei durch die zweite Diagonale verbunden gedachten Contactschrauben befinden.

Ferner muss ich noch bemerken, dass ich mich seit letztem Frühjahr in Folge einer Mittheilung des Dr. Brenner nicht mehr immer einer in den äusseren Gehörgang vermittelst eines Ohrtrichters einzusenkenden Drahtohrelektrode bediene. In vielen Fällen benutze ich als Ohrelektrode vielmehr eine mit weichem Feuerschwamm überlegte kleine Metallolive, welche auf einen in einem Holzheft endigenden dicken Messingdraht aufgeschraubt ist. (Fig. 2.) Auf diese Weise lässt sich leicht ein Wechsel in der Grösse der Oliven bewirken, wenn solcher sich als nothwendig herausstellen sollte. Das eine Ende des Holzheftes, in welches sich der die Olive tragende starke Messingdraht einsenkt, ist mit einer Schraube zur Befestigung des Zuleitungsdrahtes versehen. Diese, mit Feuerschwamm überzogene Ohrelektrode wird vor der Anlegung gehörig mit einfachem Wasser oder mit Salzwasser getränkt und dann entweder in den Eingang des äusseren Gehörganges eingedrückt, oder auf den nach hinten umgeschlagenen und so den eben genannten Eingang fast verschliessenden Tragus aufgedrückt, oder endlich, namentlich in den Fällen von sehr bedeutend ausgebildeter Hyperästhesie des Nervus acusticus, in der nächsten Umgebung des Ohres aufgesetzt.

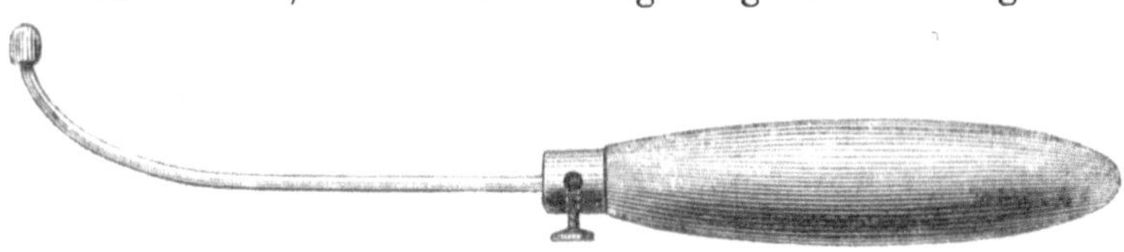

Fig. 2.

Derartig geformte und armirte Schwammelektroden benutzte ich auch zur Application an die Seitenränder der Zunge oder an den weichen Gaumen in den Fällen, wo es galt, ein auf andere Weise nicht zu beseitigendes „Kopfsausen", namentlich, wenn solches seinen Sitz im Hinterkopf hatte, zum Verschwinden zu bringen. Sie lassen sich ausserdem auch zur Anlegung an andere Stellen passend verwenden.

Endlich will ich noch besonders der Grösse meiner sog. Handelektrode und des Materials, aus welchem sie besteht, Erwähnung thun. Auf einen circa 2 Zolle im Durchmesser haltenden und circa $1^1/_2$ Zolle hohen soliden Kohlecylinder ist eine ziemlich dicke Kupferscheibe befestigt und an diese ein kurzer hohler Kupfer- oder Messingcylinder von circa $^3/_4$ Zoll Durchmesser angelöthet, in welch letzteren sich die hölzerne Handhabe einfügt. Ausserdem ist der kurze Metallcylinder noch horizontal zur Aufnahme des Zuleitungsdrahtes durchbohrt. Der hier eingeschobene eben genannte Draht wird durch eine in gleicher

Höhe befindliche und auf diesen Draht senkrecht treffende Schraube festgehalten. Diese sog. Handelektrode wird in Salzwasser oder in mit Schwefelsäure schwach angesäuertes Wasser vor der Application eingetaucht. Sie lässt sich eben so gut zur Anlegung an den Nacken, sowie an andere Körpergegenden benutzen, bietet, wie Dr. Brenner dies für die zweite Elektrode verlangt, eine grosse Fläche, d. h. viel grössere Fläche, als die Ohrelektrode dar, bleibt lange genug genügend feucht, ohne die betr. Applicationsstelle zu beschmutzen, und erfordert keine schnelle Erneuerung. Ich benutze diese Handelektrode schon seit mehreren Jahren. Doch soll damit nicht gesagt sein, dass diese Art der Handelektrode die einzig passende und verwendbare sei.

Ob Benedikt bei seinen Versuchen, den Acusticus mit dem galvanischen Strome zu reizen, sich einer solchen Handelektrode von grosser Fläche bedient hat, möchte ich sehr bezweifeln; und doch wird gerade durch den Gebrauch einer solchen jeder Versuch viel leichter ausführbar und der meist sehr lästigen Nebenerscheinungen entkleidet.

Dass alle Verbindungsstellen gelöthet sein müssen, sowie dass die sich berührenden Metallflächen immer frei von Oxyd gehalten werden müssen, habe ich an dem angegebenen Orte bereits besprochen. Je besser alle Theile des zur galvanischen Reizung des Acusticus nöthigen Instrumentenapparates in Stand gehalten werden, desto leichter und sicherer ist die Arbeit, welche allerdings keine mühelose ist und nicht cavalièrement betrieben sein will.

Eben so grosse Aufmerksamkeit muss auf die Instandhaltung des Rheostaten verwandt werden. Die zum Einfügen der Stöpsel bestimmten Löcher desselben müssen genügend vor Staub etc. geschützt werden.

Ist man genöthigt, eine in zwei Theile gespaltene Elektrode anzuwenden, dann benutzt man dazu zweckmässig einen genügend langen und mittelstarken übersponnenen Draht, welcher in der Mitte seiner Länge zusammengebogen, von dem umspinnenden Gewebe befreit, glänzend geschabt und dann in die betr. Contactschraube eingeführt wird. An die freien Enden der beiden gleichlangen Drähte werden dann die betr. Oliven oder

Ohrelektroden in passender Weise befestigt und auf die eine oder die andere Art applicirt.

Braucht man die drahtförmige Ohrelektrode, welche man vermittelst eines in den Ohrtrichter eingefügten Korkes in den zuvor mit lauwarmem Wasser angefüllten äusseren Gehörgang einfügt, dann muss man sein Augenmerk darauf stets richten, dass der Gehörgang mit Wasser auch genügend gefüllt bleibt. Ist vor Einführung der Ohrelektrode vermittelst des betr. Trichters der Gehörgang so weit mit Wasser angefüllt worden, dass letzteres während der Einführung des Trichters über die Incisura intertragica hin abläuft, dann geschieht es ziemlich häufig, dass nach einiger Zeit fast alles anfangs im Gehörgang befindliche Wasser abgeflossen und nicht mehr so viel von demselben vorhanden ist, dass der dem Körper durch die Ohrelektrode zuzuführende Strom das erforderliche Mittelglied vorfindet, und dass mithin an dieser Stelle die Leitung im Schliessungsbogen gestört ist.

Die schmerzlose Einführung des mit der Ohrelektrode versehenen Ohrtrichters erfordert selbstverständlich Uebung und technische Fertigkeit. Dass mir, nachdem ich mehrere Tausend galvanische Ohruntersuchungen vorgenommen habe, letztere beide sicher zugestanden werden müssen, ist wohl selbstverständlich. Empfindet trotzdem eine oder die andere Versuchsperson einen geringen Schmerz, so hat dies seinen Grund theils in einer vorhandenen Hyperästhesie der empfindenden Nervenfaser der betr. Gegend, theils in einem mehr weniger vorhandenen, durch chronische eiterige Mittelohrentzündung herbeigeführten Wundsein der Wände des äusseren Gehörganges.

Nicht ohne geringe Schwierigkeit lassen sich durch Verfolgung der Leitungsdrähte von ihren Ausgangspunkten nach ihren Enden die beiden Pole bestimmen. Viel leichter wird man in dieser Hinsicht in's Klare kommen, welcher Pol die Anode und welcher die Kathode ist, wenn man sich die Fähigkeit erworben hat, durch die verschiedenen Wirkungen der beiden Pole auf den Opticus, d. h. durch die verschiedenen Lichteffecte, die beiden Pole zu unterscheiden. Hierüber hat sich Brenner am angeführten Orte des Näheren ausgelassen. Bei Gelegenheit unserer auf der letzten Naturforscherversammlung in Dresden ausgeführten Demonstrationen hat Derselbe Veranlassung genommen, seine unfehlbare Sicherheit in der Unterscheidung beider Pole nach ihrer Wirkung auf die Netzhaut experimentell darzulegen.

Eine andere Methode der leichten Bestimmung der Pole besteht darin, dass man die beiden Elektroden von einander genügend abstehend in Jodkaliumkleister einsenkt. Beim Schluss der Kette wird an der Anode das Jod frei und es entsteht an dieser Stelle eine intensive Färbung von Jodstärke, während die der Kathode entsprechende Stelle ohne Färbung bleibt.

Nach diesen einleitenden Vorbemerkungen, welche für diejenigen Otiatriker, welche galvanische Untersuchungen des Acusticus anstellen wollen, gewiss manchen nicht unliebsamen Wink enthalten, wende ich mich zu meinen weiteren, Brenner's Angaben völlig bestätigenden Beobachtungen.

Die von Brenner[1] angegebenen, bei der galvanischen Untersuchung und Behandlung des Gehörnerven auftretenden Nebenerscheinungen habe ich alle beobachtet.

Zunächst scheint der Schmerz in manchen, aber meist nur vereinzelten Fällen der Anwendung des constanten Stromes ein unüberwindliches Hinderniss entgegenzustellen. Methode und Zeit beseitigen indessen bei gutem und festem Willen der Patienten das für diese allerdings sehr lästige Symptom, welches es meist nicht gestattet, sogleich bei der ersten Untersuchung die Formel, in welcher der Gehörnerv auf den genannten Strom reagirt, festzustellen. Hierbei concurrirt nicht zum geringsten Theil das Neue und Ueberraschende des elektrischen Eingriffes. Am heftigsten macht sich der Schmerz bei Normalhörenden, in geringerem Maasse bei Schwerhörenden in störender Weise geltend, und ich kann nicht unerwähnt lassen, dass es mir unter mehreren Tausenden von mir angestellten Untersuchungen in drei Fällen — gewiss eine sehr geringe Anzahl — in der ersten und zweiten Sitzung nicht gelang, wegen der Schmerzen die Stromstärke so weit zu steigern, dass der Acusticus reagirte, und ich zu ferneren Versuchen die betr. Kranken nicht vermögen konnte.

[1] loc. cit. pag. 61—83.

Ueber die Methode der Anwendung des constanten galvanischen Stromes beim Gehörorgan habe ich mich bereits früher[1] ausführlich ausgesprochen und es genügt, hier darauf hinzuweisen; ich habe nichts weiter hinzuzufügen, als die Bitte, dass man sich streng an dieselbe halte und unter Benutzung des von Brenner (loc. cit. pag. 47—51) angegebenen Stromwählers immer mit den niedrigsten Stromstärken die betr. Untersuchungen beginne. Eine anders ausgeführte Untersuchung dürfte keinen Anspruch auf Exactheit erheben können.

Die Verschiedenheit der Schmerzempfindung, je nachdem sich die Anode oder die Kathode im Ohre befand, vermochte ich in den allermeisten Fällen zu beobachten. In dem Momente der Schliessung der Kette empfindet die Versuchsperson, wenn die Kathode (der negative Pol) im Ohre, einen flüchtigen Stich, und während der Stromesdauer ein Brennen, selbst dann, wenn die Stärke des Stromes noch lange nicht zur Hervorrufung von Gehörssensationen genügt. Bei der Anode (dem positiven Pole) im Ohre dagegen referiren die Kranken constant das Gefühl eines von Aussen nach Innen gerichteten Druckes, welches während der ganzen Stromesdauer anhält, aber nur selten so unerträglich wird, dass die Kette geöffnet werden müsste. Nur bei der Umkehr der Formel für einfache Hyperästhesie beobachtete ich das Gegentheil.

Einen Beweis dafür, dass der in der inneren Paukenhöhlenwand verlaufende Stamm des Nervus facialis bei den galvanischen Reizungen des Hörnerven vom Strome getroffen wird, liefern die in den von jenem Nerven versorgten Muskeln des Gesichtes und Kopfes auftretenden Zuckungen. Am häufigsten lassen sich diese Zuckungen an dem Musculus orbicularis superior und dem Musculus corrugator supercilii wahrnehmen. Die von Brenner erwähnten Contractionen der Muskeln der Ohrmuschel habe ich in der Neuzeit einmal beobachtet, denselben aber im Ganzen keine besondere Aufmerksamkeit gewidmet.

Das von Brenner[2] ziemlich ausführlich erörterte Zuckungs-

[1] Siehe: Dr. Hagen. Praktische Beiträge zur Ohrenheilkunde. Heft 1, Elektro-otiatrische Studien pag. 8—11.

[2] loc. cit. pag. 64 etc.

gesetz der oben genannten Muskeln ist mir nicht entgangen. Bei der niedrigsten überhaupt Contractionen erregenden Stromstärke trat zuerst die Kathodenschliessungszuckung ein, dauerte einige Zeit an und verschwand ganz allmählig. Dann lässt sich bei anwachsender Stromstärke meist die Anodenschliessungszuckung, seltener die Anodenöffnungszuckung zuerst wahrnehmen, und endlich am schwersten ist die Kathodenöffnungszuckung hervorzurufen.

Auch die Wirkung der Stromesschwankungen auf den Hörnerven, welche mit Hülfe des in Nebenschliessung befindlichen Rheostaten sich sehr leicht und schnell ausführen lassen, habe ich bestätigt gefunden. Eine anschwellende Stromesschwankung entspricht einer Stromesschliessung, eine abnehmende dagegen einer Stromesöffnung; und solche Schwankungen rufen um so sicherer den angegebenen Effect hervor, je breiter sie sind und je schneller sie ausgeführt werden. Befindet sich bei einem in der Normalformel reagirenden Gehörnerven die Kathode im Ohre, so wird, nachdem während der Stromesdauer der Reizeffect abgeklungen ist, eine anschwellende Schwankung denselben nochmals erklingen lassen; bei einem in der einfachen Umkehr dagegen reagirenden Acusticus wird die Kathodenöffnungsreaction durch eine abnehmende Schwankung hervorgerufen. Die Anodenöffnungsreaction hängt ausser von der Stromesstärke auch noch von der genügend langen Stromesdauer ab, d. h. je länger diese Dauer war, um so sicherer tritt sie ein und eine um so kleinere abnehmende Stromesschwankung ist erforderlich.

Die Lichtempfindungen sind von mir an mir selbst und von den der Untersuchung unterworfenen Kranken im Allgemeinen in der von Brenner angegebenen Weise wahrgenommen worden. Eine speciellere Berücksichtigung habe ich ihnen jedoch nicht angedeihen lassen, da sie mich zu weit von dem beabsichtigten Zweck abgelenkt haben würden.

Das Letztere gilt auch von den übrigen, aber gleichfalls von mir in vielen Fällen beobachteten Nebenerscheinungen. Erst nach dem Erscheinen des Brenner'schen Werkes habe ich ihnen eine grössere Beachtung gewidmet, aber nichts gefunden, was den Brenner'schen Angaben irgend widersprochen hätte.

Die verschiedenen Verhältnisse, unter welchen die Erscheinungen des Schwindels auftreten, hatte ich namentlich bei einem an sehr hochgradiger Hyperästhesie beider Gehörnerven und subjectiven Geräuschen in beiden Ohren und ausserdem im Kopfe leidenden Kranken zu beobachten Gelegenheit, welchen ich mit den oben beschriebenen olivenartigen Ohrelektroden in sitzender (nicht liegender) Stellung galvanisirte. Ich werde später auf diesen Fall zurückkommen. Jedenfalls trat der Schwindel zumeist nach der Seite hin auf, an welche die Anode angelegt war, obgleich ich auch in einigen wenigen Fällen einen, jedoch schwächeren Grad von Schwindel nach der der Kathode entsprechenden Seite hin (bei der Oeffnung der Kette) beobachtet zu haben glaube.

Am sichersten lässt das Auftreten des die Untersuchung in hohem Grade störenden Schwindels sich dadurch vermeiden, dass man die beiden Elektroden in einer Ebene applicirt, welche der durch die Längsachse des ganzen Körpers gelegt gedachten möglichst parallel ist. Daraus folgt, dass der Schwindel am heftigsten auftritt, wenn die Elektroden in einer auf die Längsachse senkrecht stehenden Horizontalen applicirt werden, z. B. an den beiden Zitzenfortsätzen.

Einen den Kranken belästigenden Speichelfluss habe ich bei der gebräuchlichsten Art und Weise der Application der Elektroden nur selten beobachtet; wohl aber trat er in hohem Grade ein, wenn ich z. B. zur Beseitigung des „Kopfsausens" genöthigt war, die eine Elektrode in die Mundhöhle einzuführen und an eine Stelle der Weichtheile derselben anzulegen.

Sensationen in dem vorderen Abschnitte des Zungenrandes der dem in die Kette genommenen Ohre entsprechenden Seite haben die Kranken ohne Befragen sehr häufig angegeben und zwar in der Weise, wie ich es im ersten Heft meiner praktischen Beiträge zur Ohrenheilkunde pag. 14 beschrieben habe. Bei einer Kranken indessen, welche die Formel der Umkehr mit Hyperästhesie zeigte, trat die Chordareizung, auf welche bekanntlich jene Sensationen bezogen werden, bei Anodenschluss und während Anodendauer ein. —

Die Ansatzstelle der zweiten Elektrode (B) — die erste (A) ist in der mehrfach erörterten und bekannten Weise im äusseren

Gehörgange placirt — am lebenden Körper ist für das Eintreten der acustischen Reaction in so fern ganz gleichgültig, als durch die gegenseitige Stellung der beiden Elektroden weder mit Sicherheit noch Klarheit über die Richtung des galvanischen Stromes disponirt werden kann, eine Anschauung, welche Brenner im Gegensatz zu vielen anderen Elektrotherapeuten als Grundlage der von ihm befolgten „polaren“ Methode in seinem Werke näher begründet hat. Selbstverständlich wird die Stromesrichtung im Hörnerven eine andere sein, wenn die Elektrode A im äusseren Gehörgange und die Elektrode B im Nacken der Versuchsperson applicirt sind, als wenn dieselben ihre Ansatzstellen mit einander vertauschen. Ja selbst bei Application beider Elektroden vor dem Ohre, aber in unmittelbarer Nähe desselben, parallel der Längsachse des Körpers, so dass beide senkrecht über einander stehen, wird die Stromesrichtung im Hörnerven jedesmal umgekehrt, wenn die anfangs obere Elektrode die Stelle der anfangs unteren einnimmt. Ferner wird im Normalzustande an der dem Ohre, dem physiologisch differenten Punkte, näher gelegenen Elektrode bei der Schliessung der Kette — wenn diese die Kathode ist — eine Klangsensation eintreten — und umgekehrt bei der Oeffnung, wenn diese der Anode entspricht.

Im Bezug aber auf die zur Hervorrufung einer Klangreaction nöthige Stromstärke sind die übrigens ganz indifferenten Ansatzstellen der Elektrode B nicht gleichgültig. So erfordert z. B. die Application der Elektrode B am Fussrücken und in der Hohlhand grössere Stromstärken, als wenn die Elektrode B auf die Volarseite des Vorderarmes angelegt oder im Nacken aufgesetzt wird. Ist die Elektrode B im Nacken placirt, so scheint, anderen gleich hoch gelegenen Ansatzpuncten gegenüber, verhältnissmässig die geringste Stromstärke nöthig zu sein.

Wäre mithin, wenn die Elektrode B in der Hohlhand gehalten wird, bei der gebotenen Stromstärke eine Reaction des Acusticus nicht zu erzielen, dann müsste diese Elektrode nach der eben genannten Seite des Vorderarmes oder nach dem Nacken wandern, an welch letzterer Stelle sie jedoch, um den gehörigen Contact immer herzustellen, von einer assistirenden Person unter

Anwendung des erforderlichen Druckes in ihrer Lage erhalten werden müsste. Ist man in der Lage, über jede etwa nothwendig werdende Stromstärke gebieten zu können, aber nicht gleichzeitig über die betr. Assistenz, so verdient der Bequemlichkeit halber die Wahl der Hohlhand vor jeder anderen Stelle den Vorzug, so lange nicht eine dem Centrum nähere Ansatzstelle der Elektrode B aus besonderen Gründen erforderlich ist.

Bei der galvanischen Reizung der acustischen Fasern — Elektrode A im äusseren Gehörgange — entsteht nach kurzer Zeit ein hyperämischer Zustand im Trommelfell und in den tiefer nach Innen gelegenen Theilen des äusseren Gehörganges. Nach meinen Beobachtungen treten zuerst die vorher nicht oder kaum sichtbaren sog. Hammergefässe als mehr minder stark gefüllte Gefässstränge deutlich hervor. Wird nach Besichtigung derselben die Elektrode A wieder an die eben angegebene Stelle gebracht, die Schliessung der Kette im Stromwender bewirkt und hat der Strom noch eine Zeit lang eingewirkt, dann füllt sich der Gefässkranz an der Peripherie des Trommelfelles. Bei noch längerer Stromesdauer tritt zu diesen Erscheinungen zunächst die Röthung der oberen Gehörgangswand und später noch die der übrigen Wände hinzu; endlich zeigen sich radiär verlaufende Gefässe im Trommelfell oder letzteres erscheint total geröthet, sodass auch die am Trommelfell in der Paukenhöhle verlaufenden Gefässe lebhaft injicirt werden. Für die Leichtigkeit des Zustandekommens des zuletzt erwähnten Zustandes sprechen die von A. Prussak[1] angestellten Untersuchungen, aus welchen sich ergeben hat, dass die Gefässe, welche vom äusseren Gehörgange auf das Trommelfell übertreten, durch radiäre Verzweigungen vielfach mit einem Gefässkranze an der Peripherie des Trommelfelles und mit den arteriellen Gefässen in der Paukenhöhle anastomosiren.

Ob eine Verschiedenheit der beiden Pole — Kathode oder Anode — hinsichtlich der Entstehung des betr. hyperämischen Zu-

[1] Zur Physiologie und Anatomie des Blutstromes in der Trommelhöhle. Verhandlungen der königl. sächsischen Gesellschaft der Wissenschaften. Mai 1868.

standes der genannten Theile obwaltet, war mir nach meinen bisherigen Untersuchungen festzustellen nicht möglich; ich werde jedoch diesem Umstand auch ferner meine Aufmerksamkeit schenken.

Ein Entstehen von Folgezuständen dieser oft nicht unbedeutenden Gefässinjection, namentlich von entzündlichen, habe ich niemals zu beobachten Gelegenheit gehabt.

Wie lange diese hyperämischen Zustände nach Oeffnung der Kette andauern, vermag ich nicht zu bestimmen. Am nächsten oder übernächsten Tage jedoch waren sie, wie ich beobachtete, positiv verschwunden.

Nach häufig wiederholter und fortgesetzter galvanischer Behandlung wurde nicht selten von mir eine Wiederkehr der vordem oft lange Zeit fehlenden Ohrenschmalzabsonderung wahrgenommen, jedenfalls eine Folge des durch solche galvanische Sitzungen bedingten lebendigeren Stoffumsatzes im Ohre.

Es lag aus diesem Grunde nahe, Untersuchungen über den Einfluss des galvanischen Stromes auf Ablagerungen im Trommelfelle anzustellen, welche auch nicht resultatlos blieben. Einen solchen Fall habe ich bereits vor zwei Jahren in der St. Petersburger medic. Zeitschrift, 1867, Bd. XIII veröffentlicht. Ich werde weiter unten Gelegenheit nehmen, denselben, soweit er die hier erörterte Wirkung des galvanischen Stromes betrifft, kurz mitzutheilen. —

Die sog. Normalformel Brenner's, welche dadurch charakterisirt wird, dass KaS und AO mit einer Klangsensation beantwortet werden, welche auch, aber meist nur ganz kurze Zeit, während KaD anhält, während KaO, AS und AD unbeantwortet bleiben, habe ich an mir selbst[1], an vier Normalhörenden und vielen Ohrenkranken beobachtet.

Diese Klangempfindungen bei den angegebenen Momenten sind nur quantitativ, nicht aber qualitativ von einander verschieden. Die bei KaS wahrgenommene Klangempfindung ist die intensivste, welche, an Stärke abnehmend, bald verschwindet; die

[1] Praktische Beiträge zur Ohrenheilkunde. Heft 1. Elektro-otiatrische Studien. 1866. pag. 12.

bei AO ist schwächer, als die bei KaS, ist schwieriger als die bei KaS hervorzurufen und erfordert meist höhere Stromstärken; für gewöhnlich aber wird kein qualitativer Unterschied zwischen beiden stattfinden, d. h. war die Reaction bei KaS ein Singen (Si), so wird auch die bei AO ein Si, aber ein schwächeres sein. War bei KaS ein Klingen (Kl) aufgetreten, so wird die AO ebenfalls ein Kl, nicht ein Si ergeben etc., wofür sich in den später mitzutheilenden einzelnen Beobachtungen genügende Beweise beibringen lassen. In den Fällen, wo diese Uebereinstimmung beider Reactionen nicht stattfindet, ist es nur nöthig, der AO eine längere AD vorhergehen zu lassen.

Werden gleichzeitig beide Ohren, mit gleichnamigen Polen armirt, in die Kette genommen, was sich mit Hülfe der oben näher beschriebenen getheilten Elektrode leicht bewirken lässt, dann muss die Batterie, da dann jedes einzelne Ohr nur mit halber Stromesdichte getroffen wird, verstärkt werden, um die betr. Reizmomente mit einer Reaction beantwortet zu sehen. Ich habe diesen Versuch sehr häufig und namentlich bei solchen Ohrenkranken, welche die Formel der einfachen Hyperästhesie zeigten, angestellt.

Nicht alle Untersuchten gaben gleiche Klangreactionen an, und selbst die beiden Ohren einer und derselben Versuchsperson ergaben verschiedene Reactionen, z. B. auf dem einen Ohre Si, auf dem anderen Kl. Auch sei gleichzeitig darauf aufmerksam gemacht, dass gar nicht selten das eine Ohr eine grössere Stromstärke, als das andere erfordert, d. h. die Reaction des einen Ohres tritt bei grösserer, die des anderen bei geringerer Stromstärke ein.

Die Höhe des empfundenen Klanges in der musikalischen Skala ist jedenfalls bei KaS eine verschiedene. Ich habe aber auch bei einem ziemlich normalhörenden Clavierstimmer, welcher an subjectivem Si im linken Ohre litt und deshalb von mir galvanisch behandelt wurde, einen Unterschied der Tonhöhe zwischen der KaS und der AO beobachtet.

Erste Beobachtung. — Der linke Hörnerv dieses Kranken reagirte in folgender Weise:

VIII El. 40 L. KaS : Kl'.
KaD : Kl ∞.
KaO : —.
AS : —.
AD : —.
AO : kl.

Patient gab auf Befragen nach der Tonhöhe der bei KaS eintretenden Klangreaction an, dass sie genau dem $\bar{\bar{a}}$ entspräche, und bemerkte ungefragt, dass dagegen die bei AO auftretende Klangreaction um $^1/_8$ niedriger als $\bar{\bar{a}}$ sei. Dieselbe Erklärung gab derselbe Kranke in derselben und in der nächstfolgenden Sitzung wiederholt ab. Sehr gern hätte ich noch weitere Versuche mit diesem Kranken angestellt, namentlich in der Hinsicht, ob mit Steigerung der Stromstärke bei KaS ein höherer und bei AO ein niedrigerer Ton wahrgenommen würde, allein derselbe vertrug eine solche nicht.

Zweite Beobachtung. — M. W . . ., 29 Jahre alt, Schuhmachergeselle, welcher im 3. Lebensjahre taubstumm geworden, später in einem Taubstummeninstitut gebildet, sehr intelligent war und ziemlich deutlich sprach, wurde von mir längere Zeit der Einwirkung galvanischer Ströme ausgesetzt. Die beiden Hörnerven desselben beantworteten mit Ausnahme der KaO alle Reizmomente des Stromes und zwar gab er ein Pfeifen (Pf) als acustische Reaction an. Während der rechte Hörnerv erst bei sehr starken Strömen reagirte, erforderte der linke eine weit geringere Stromstärke. Dieser Kranke bezeichnete ungefragt nicht nur einen Unterschied in der Höhe des Pfeifens der beiden Ohren, sondern erklärte auch bei der Galvanisirung des linken Ohres, dass bei höheren Stromstärken das Pfeifen immer höher, bei niedrigen dagegen tiefer wurde, obgleich der Kranke weder von der Verstärkung noch von der Verminderung der Stromstärke im Rheostaten irgend eine Kenntniss hatte und haben konnte. Nach einer längeren Anodendauer wurde schnell eine Kathodenschliessung bewirkt, dadurch also der Kathodenschliessungseffect verstärkt, und Patient meldete sofort ein Höhergewordensein der Klangempfindung. Auch von dieser Manipulation konnte der Patient keine Kenntniss gehabt haben.

Die von Dr. Brenner in seinem Werke pag. 115—121 angegebenen Versuche habe ich an Ohrenkranken häufig zu wiederholen Gelegenheit gehabt und habe die Ergebnisse meiner Beobachtungen in völliger Uebereinstimmung mit jenen Brenner's gefunden.

Dagegen sind mir die von Brenner mit Hülfe des Spiralrheotoms angestellten Untersuchungen erst durch sein Werk zur Kenntniss gelangt und habe ich noch nicht Zeit gefunden, dieselben einer Prüfung zu unterziehen, bezweifle aber diese Resultate Brenner's um so weniger, als alle anderen desselben mit den meinigen völlig übereinstimmen.

Des Einflusses der verlängerten Anodendauer auf die Anodenöffnungs- und die Kathodenschliessungsreaction, bei welch letzterer der Brenner'sche modificirte Stromwender vorzüglich zu verwerthen ist, habe ich bereits gedacht.

Die Diagnose des Erregbarkeitszustandes eines einzelnen Gehörnerven zu stellen, ist von Brenner in einer höchst bewundernswerthen Weise ausgedacht worden. Die primäre, die secundäre und die durch Wendung gefundene tertiäre Erregbarkeit lassen sich leicht auffinden und durch Wiederholung feststellen. Ebenso sinnreich und verständlich sind die diese drei verschiedenen Erregbarkeiten bezeichnenden Formeln.

Die Gesetze der Stromesschwankungen habe ich nur an Ohrenkranken, deren Hörnerven auf den galvanischen Strom mit besonderer Leichtigkeit antworteten, wiederholt und meinen Zuhörern vielfach demonstrirt. Ich schliesse mich daher dem am Ende des 41. Versuches von Brenner[1] ausgesprochenen Satze vollständig an, dass, während der Hörnerv sich unter dem Einflusse der Anode befindet, anschwellende Stromesschwankungen denselben Effect haben als Kettenschliessungen, nämlich einen negativen, abnehmende Schwankungen dagegen analog der Oeffnung durch Gehörssensation beantwortet werden, sobald sie eine gewisse Grösse erreichen.

Selbstverständlich gilt dieses Gesetz nur für den in der Normalformel oder in der Formel der einfachen Hyperästhesie

[1] loc. cit. pag. 130.

auf den constanten Strom reagirenden Gehörnerven. Reagirt aber ein Hörnerv bei Anodenschliessung, dann werden natürlicherweise, wenn sich jener unter dem Einflusse der Anode befindet, anschwellende Stromesschwankungen analog der Kettenschliessung beantwortet werden, sobald sie eine gewisse Grösse erreichen. Dies ist also der Fall, wenn der Gehörnerv bei KaS, KaD, AS und AO oder wenn er in der Umkehr der Normalformel oder in der Umkehr der einfachen Hyperästhesie oder endlich bei allen sechs Reizmomenten reagirt.

Nicht minder häufig habe ich den folgenden Satz Brenner's[1] meinen Zuhörern an Ohrenkranken demonstrirt, sodass ich von einer Wiedergabe eines oder des anderen betr. Protokolles hier absehe, um so mehr, als das Experiment ebenfalls sehr leicht und von Jedermann wiederholt werden kann. Der eben erwähnte Satz lautet: Während der Kathodenstromesdauer anschwellende Stromesschwankungen haben denselben Effect, wie eine Kathodenschliessung, erzeugen nämlich eine Gehörssensation, während abnehmende Schwankungen den gleichen negativen Effect haben als die Kathodenöffnung.

Die beiden von Brenner[2] über die erforderliche Grösse der Schwankungen, sowohl abnehmender während Anodenstromesdauer, als anschwellender während Kathodenstromesdauer, aufgestellten Sätze habe ich in den wenigen Fällen, in welchen ich auf jene besonders achtete, bestätigt gefunden. Ich erwähne aber zugleich, dass ich meine Untersuchungen in dieser Beziehung demnächst wieder aufzunehmen und denselben einen grösstmöglichen Umfang zu geben gedenke. Von den Ergebnissen derselben werde ich später Mittheilung machen. —

Nunmehr wende ich mich zu dem praktischen Theile und bemerke zugleich, um etwa übelwollenden Urtheilen die Spitze abzubrechen, dass die Leistungsfähigkeit des galvanischen Stromes bei pathologischen Zuständen des Gehörapparates nur deswegen in möglichst umfangreicher Weise besprochen werden wird, um damit einen ferneren Beweis für die Exactheit der an-

[1] loc. cit. pag. 134.
[2] loc. cit. pag. 132 und pag. 137.

gestellten Beobachtungen und Untersuchungen zu liefern, nicht aber, dass z. B. bei Ceruminalanhäufungen im äusseren Gehörgange erst noch der galvanische Strom als diagnostisches Mittel von Seiten der Specialisten zu Hülfe genommen werden müsste oder sollte.

Wenn ich gelegentlich meines während der 42. Versammlung der deutschen Naturforscher und Aerzte in Dresden gehaltenen Vortrags die diagnostische Leistungsfähigkeit des constanten Stromes bei Trommelfellperforation besprach und hervorhob, dass dieselbe nicht zu unterschätzen und wohl dann und wann, obgleich in seltenen Fällen zu benutzen sein würde, so halte ich diese Behauptung auch jetzt noch aufrecht, weil trotz Nichtverwachsenseins der Eustachi'schen Röhre — eines gewiss nur selten vorkommenden Zustandes —, der Fall nicht nur denkbar, sondern wirklich auch vorgekommen ist, dass weder durch lege artis ausgeführten Catheterismus mit nachfolgender Luftdouche, noch durch das Politzer'sche Verfahren und noch weniger durch den Valsalva'schen Versuch vermittelst des Otoskopes ein Durchzischen oder Pfeifen der Luft durch die Perforation wahrgenommen wird. Gesetzt nun, der äussere Gehörgang sei so verengt, z. B. durch Exostosen in demselben, oder die vordere Gehörgangswand spränge so ausserordentlich weit vor, dass ein grosser Theil des Trommelfelles nicht zu übersehen sei, die Perforation könne, weil sie sich in dem nicht sichtbaren Theile des Trommelfelles befindet, nicht wahrgenommen werden, und das Durchzischen der Luft bei der Luftdouche fehle, ein kleiner vielleicht nicht einmal deutlich pulsirender Lichtreflex aber lasse eine Trommelfellperforation vermuthen, dann würde ich trotz aller Protestationen meines Collegen Dr. Magnus, der in jedem Falle sofort jede Perforation erkennen zu können behauptete, was ihm aber zu beweisen nicht immer leicht werden dürfte, dennoch die Zuhülfenahme des constanten galvanischen Stromes zur Feststellung der Diagnose anzuempfehlen und selbst auszuführen keinen Anstand nehmen. Vgl. Brenner, loc. cit. pag. 177.

Statt jeden Fortschritt in der Wissenschaft — und ein solcher ist doch unzweifelhaft die Entdeckung eines Mittels, mit

Hülfe dessen vorher nicht gekannte Zustände des Gehörorganes, namentlich des Gehörnervenapparates, erkannt werden können — mit Freuden zu begrüssen, verhält sich der grösste Theil der Otiatriker noch immer den mühevollen, kostspieligen und nicht einmal im eigenen Interesse erforschten Brenner'schen Untersuchungsresultaten gegenüber mindestens passiv, wenn nicht feindlich — weil? — Nun der Grund braucht für den Verständigen nicht erst noch ausgesprochen zu werden; er liegt offen zu Tage.*)

Ohrenschmalzpfröpfe vermehren den Leitungswiderstand und verhindern somit das Eintreten einer Klangsensation. Wem solche Kranke nicht zu Gebote stehen, der kann, falls er diese Untersuchung einer Controle unterziehen will, sich leicht damit helfen, dass er den äusseren Gehörgang nach der An-

*) Wenn das Uebelwollen einen der Brenner'schen Gegner in seinem blinden Eifer so weit gar verführt, dass er einem Arzt, welcher sich mit offenem Vertrauen wegen der galvanischen Behandlung einer Ohrenkranken an ihn gewandt hat, brieflich zur Vorsicht mahnend seine Einwilligung giebt, dagegen die von ihm früher behandelte, aber nun von dem betr. Collegen galvanisch zu behandelnde Ohrenkranke vor diesem Arzte, seinem ihm vertrauensvoll genaheten Collegen, hinter dessen Rücken warnt: mit welchem Ausdrucke soll man dann dieses Benehmen bezeichnen? Richtet sich ein solcher Gegner nicht selbst und bricht er nicht über sich selbst den Stab, den er so gern über Brenner und den Verfechtern der Brenner'schen Entdeckungen gebrochen gesehen hätte? Ich muss aber den ferneren Verlauf dieser heiteren — nein höchst bedauernswerthen Geschichte, welche einen Beweis liefert, bis wohin das in der Polemik gegen Brenner besonders abschreckend hervorgetretene Coterie-Unwesen in der Ohrenheilkunde sich zu verirren im Stande ist, noch weiter den Augen meiner Leser enthüllen. Zu seinem eigenen Unglück hatte jener Gegner zu gleicher Zeit die beiden Briefe — einen an den betr. Arzt und einen an die betr. Kranke — geschrieben. Und welches Missgeschick begegnete ihm? Dasselbe, was schon manchem Sterblichen in seinem verdammenswerthen Gebahren begegnete. Er verwechselte einfach die Couverts der beiden Briefe und addressirte den für den Collegen bestimmten Brief an die Kranke, den für letztere bestimmten aber an den Collegen. — Der Effect dieses . . . . . . stückchens lässt sich errathen. Die Kranke war natürlich loyal genug, mit dem Arzte die beiden Briefe auszutauschen, und hellsehend genug, um sich demselben vertrauensvoll zur galvanischen Behandlung hinzugeben. Der College aber war um eine lehrreiche Erfahrung, um eine Enttäuschung reicher. —

leitung des Dr. A. Politzer in Wien[1] durch einen mit Fett gut durchgekneteten Wattepfropf fest verschliesst. Ich habe an Kranken theils mit Ohrenschmalzpfröpfen, theils mit Watte obturirten äusseren Gehörgängen meine diesbezüglichen Untersuchungen angestellt.

Dritte Beobachtung. — Georg L . . . ., 34 Jahre alt, im Uebrigen gesund, will bis vor 3 Wochen beiderseits gut gehört haben. Zu eben genannter Zeit erwachte er am Morgen mit dem Gefühle des Vollgestopftseins im rechten Ohre und bemerkte, dass er seine Taschenuhr nur beim Andrücken an die Ohrmuschel hörte. In der Hoffnung, dass sich das Hörvermögen bald wieder ungetrübt einstellen würde, liess er unbenutzt die 3 Wochen vorübergehen. Endlich von der Furcht vor einer bleibenden Schwerhörigkeit ergriffen, stellte er sich mir in meiner Poliklinik für unbemittelte Ohrenkranke vor. Die Inspection ergab das Vorhandensein eines dunkelbraun gefärbten, den äusseren Gehörgang ohngefähr $^2/_3$ seiner Länge ausfüllenden Ohrenschmalzpfropfes. Die tönend auf den Scheitel aufgesetzte Stimmgabel wurde subjectiv und objectiv rechts lauter als links gehört. Die Schwerhörigkeit war sehr bedeutend; laute Sprache wurde nur 10 Zolle, die Repetiruhr nur 3 Zolle weit rechts gehört. Zur Prüfung der Reactionsfähigkeit des rechten Hörnerven gegen den constanten Strom wurde das äussere Drittel des rechten Gehörganges mit lauwarmem Wasser gefüllt, die Ohrelektrode soweit als möglich eingeführt, die Elektrode B mit der rechten Hand fest umschlossen und hierauf die Kette geschlossen. 2, 4, 6, 8, 10 und 12 Elemente 1110 L. bewirkten keine Reaction; erst nach längerer Anodenstromesdauer und bei schnell hierauf bewirkter Kathodenschliessung erfolgte eine schwache, ganz kurze Zeit anhaltende Klangempfindung. Anodenöffnung nach langer Anodenstromesdauer hatte eben so wenig einen Effect, als die übrigen Reizmomente. Bei dreimaliger Wiederholung blieb der Effect derselbe. Hierauf wurde der Kranke mit der

[1] Ueber luftdichte Obturation des äusseren Gehörganges als Heilmittel bei chronischen Mittelohrcatarrhen. Wiener medic. Wochenschrift. Jahrgang 1867.

Verordnung entlassen, erweichende Einträufelungen in das rechte Ohr zu machen und nach vier Tagen wiederzukommen. — Der Kranke stellte sich zur bestimmten Zeit wieder ein. Nachdem nunmehr durch Einspritzungen warmen Wassers der Ohrenschmalzpfropf entfernt worden war, was sich im Ganzen leicht und schnell hatte bewirken lassen, war das Hörvermögen für die Sprache normal, für das Gehwerk meiner Uhr bis auf 2 Ellen gestiegen. Die Hammergefässe waren mässig injicirt, das Trommelfell etc. fast ganz normal. Bei der nunmehr wieder vorgenommenen galvanischen Untersuchung des rechten Ohres genügten bereits 10 Elemente 10 L., um die Normalformel in voller Form zu erhalten. Bei Wiederholung genügten 8 Elemente 460 L., sodass X,10 die primäre Erregbarkeit und VIII,460 die secundäre Erregbarkeit bezeichnet. Von der Erforschung der tertiären Erregbarkeit des betr. Gehörnerven wurde abgesehen, um Patienten nicht zu lange dem Strome auszusetzen.

Nach der galvanischen Sitzung war die Injection der Hammergefässe, sowie des Gefässkranzes an der Peripherie des Trommelfelles eine bedeutende; auch sah man radiäre feine Gefässe das Trommelfell, besonders dessen hintere Hälfte durchziehen, und der innerste Abschnitt der knöchernen Gehörgangswände war stark geröthet.

Die Hörweite des rechten Ohres für das Gehwerk meiner Uhr hatte sich nach der galvanischen Sitzung bis auf 3 Ellen gehoben.

Vierte Beobachtung. — Frau W. S . . . ., 61 Jahre alt, im Uebrigen gesund, war seit mehreren Monaten von einer Schwerhörigkeit beiderseits befallen worden, welche sich in der letzten Woche fast bis zur Taubheit gesteigert hatte. Die angestellte Untersuchung ergab eine die äusseren Gehörgänge fast ganz ausfüllende Ohrenschmalzansammlung bei gleichzeitig sehr bedeutender Enge beider Gehörgänge. Es war aus dem angegebenen Grunde unmöglich, die drahtförmige Ohrelektrode in einen der beiden äusseren Gehörgänge einzuführen. Ich bediente mich vielmehr der oben erwähnten, mit Feuerschwamm überzogenen und mit Salzwasser befeuchteten Metallolive als Ohrelektrode.

Wurde die Elektrode B in der rechten Hand gehalten, die eben bezeichnete Ohrelektrode aber in den Eingang des rechten äusseren Gehörganges eingedrückt und in dieser Lage erhalten, und hierauf die Kette geschlossen, so vermochten 10 und 12 Elemente trotz Einschaltung aller Widerstände (1110 L.) weder bei der Schliessung, wenn die Elektrode B der Anode entsprach, noch bei der Oeffnung, wenn die Elektrode B der Kathode entsprach, irgend eine Klangsensation zu bewirken.

Das gleiche Verfahren wurde ebenfalls mit negativem Resultat an dem linken Ohre angestellt.

Hierauf wurde die der Kathode entsprechende olivenartige Ohrelektrode A auf die Wurzel des linken Tragus fest aufgesetzt und die Kette, mit der Elektrode B in der linken Hand, im Stromwender geschlossen. Jetzt vermochten schon X El. 610 L. eine schwache, X El. 910 L. eine ziemlich deutliche Klangempfindung bei der Kathodenschliessung auszulösen. Bei demselben Verfahren erregten rechts erst XII El. 1110 L. bei der Kathodenschliessung einen deutlichen Klangeffect. Diese Untersuchungen wurden mit gleichen Resultaten beiderseits mehrmals wiederholt.

Die Ansicht, dass die Verstopfung des rechten Ohres eine festere, solidere sei, als die des linken Ohres, wurde durch die fernere Beobachtung gerechtfertigt. Nach viertägigen erweichenden Einträufelungen in beide Ohren liess sich durch wenige Spritzen voll lauwarmen Wassers in der That aus dem linken Ohre der betr. Ohrenschmalzpfropf leicht entfernen, während selbst längere Zeit fortgesetzte Einspritzungen nur eine theilweise Entfernung des rechtsseitigen Ohrenschmalzpfropfes ermöglichen konnten. Nach mehreren von 3 zu 3 Tagen vergebens vorgenommenen Einspritzungen gelang erst 12 Tage nach dem ersten Entfernungsversuch nach fortgesetztem Gebrauche der betr. Einträufelungen die vollständige Reinigung des rechten äusseren Gehörganges.

Wegen ziemlich bedeutender Röthung der Gehörgangswände und starker Injection der Hammergefässe des rechten Ohres wurden beide Hörnerven erst nach ferneren zwei Tagen galvanisch untersucht.

Beide Gehörnerven reagirten sowohl bei Anwendung der Metallolive, als der drahtförmigen Ohrelektrode hierauf in gleicher Weise in der vollen Normalformel, der rechte bei X El. 210 L., der linke bei X El. 190 L., d. h. Kathodenschliessung, Kathodendauer und Anodenöffnung wurden mit Klingen (allerdings in verschiedener Intensität), dagegen Kathodenöffnung, Anodenschliessung und Anodendauer nicht beantwortet.

Die Hörfähigkeit hatte sich nach Entfernung der schallzuleitenden Hindernisse ziemlich bedeutend (mit Berücksichtigung des Alters der Kranken) gebessert. Mittellaute Sprache wurde 8 Ellen, das Gehwerk meiner Uhr 3 Zolle weit gehört.

Fünfte Beobachtung. — Max G . . . . ., 31 Jahre alt, war bereits vor mehreren Jahren einmal wegen beiderseitiger Ohrenschmalzansammlungen schwerhörig gewesen, nach Entfernung derselben aber wieder guthörend geworden. Bei der Vorstellung gab er an, dass er seit 14 Tagen links plötzlich, nachdem er eine Nacht bei offenem Fenster geschlafen, schwerhörig geworden sei und seit 12 Tagen links von starkem Rauschen gequält werde, welches, schwächer schon früher vorhanden, ihn jetzt am Einschlafen hindere. Mit dem rechten Ohre wollte er noch gut hören.

Die Untersuchung ergab einen linksseitigen schwarzbraunen, ziemlich hart anzufühlenden Ceruminalpfropf, welcher fast den ganzen Gehörgang anfüllte. Das Gehwerk meiner Uhr wurde nur erst beim Anlegen an die linke Ohrmuschel gehört, laute Sprache aus der Entfernung von $1^1/_2$ Ellen.

Der rechte äussere Gehörgang war nur zu einem geringen Theile mit Cerumen, aber mehr gelbbraunem, angefüllt, sodass die tieferen Theile desselben und das Trommelfell nicht gesehen werden konnten; an der oberen Gehörgangswand jedoch sah ich eine von Ohrenschmalz freie Lücke. Diese musste auch die noch vorhandene Hörfähigkeit (4 Ellen für leise Sprache, 14 Zolle für das Gehwerk meiner Uhr) erklären.

Subjectiv und objectiv wurde die auf den Scheitel aufgesetzte tönende Stimmgabel links lauter gehört.

Das rechte Ohr wurde hierauf mit der drahtförmigen Ohrelektrode bewaffnet, die Elektrode B mit der rechten Hand fest umschlossen. Nachdem 2, 4, 6 und 8 Elemente 1110 L. keine Klangsensation hervorzurufen vermocht hatten, trat eine solche bei X El. 1010 L. in der ganzen Normalformel ein.

Das linke Ohr, in dessen Gehörgang die drahtförmige Ohrelektrode nicht eingeführt werden konnte, wurde mittelst der olivenartigen Elektrode armirt, und zwar wurde dieselbe zunächst auf die Wurzel des linken Tragus aufgesetzt, während sich die Elektrode B in der linken Hand befand. Schon bei VIII El. 810 L. trat Klangreaction ein und zwar in der Normalformel, aber mit ziemlich lange anhaltender Kathodenstromesdauerreaction. Bei Application der Elektrode A auf den Eingang des linken äusseren Gehörganges antwortete der Acusticus in derselben Weise, d. h. mit verlängerter Kathodenstromesdauer, schon bei VIII El. 760 L.

Es zeigte mithin der linke Hörnerv eine leichtere Erregbarkeit dem galvanischen Strom gegenüber, als der rechte; denn letzterer reagirte erst bei höheren Stromstärken, trotz Anwendung der drahtförmigen Ohrelektrode, und mit kurz andauernder Klangsensation während Kathodenstromesdauer. Das vorhandene subjective linksseitige Rauschen konnte deshalb auch nicht dem Ceruminalpfropf allein zugeschrieben werden, welche Ansicht durch die fernere Beobachtung auch zur völligen Genüge bewiesen wurde.

In das rechte Ohr wurden Einträufelungen mit warmem Wasser, in das linke dergleichen mit einer Lösung von Natron bicarbonicum in Glycerin verordnet.

Nach vier Tagen stellte sich Patient wieder vor. Die Hörfähigkeit hatte sich rechts — in Folge des Aufquellens des Ohrenschmalzes — verschlechtert. Patient hörte nur mittellaute Sprache 3 Ellen und das Gehwerk meiner Uhr nur 2 Zolle weit.

Nachdem durch Einspritzungen beiderseits die Ceruminalansammlungen entfernt worden waren, besserte sich auch das Hörvermögen; rechts stieg es auf 6 Ellen für Flüstersprache und auf 2 Ellen 20 Zolle für meine Uhr; links auf 4 Ellen für Flüstersprache und 2 Ellen 8 Zoll für meine Uhr.

Die Inspection ergab das rechte Ohr normal, links dagegen erschien das Manubrium sichtlich verkürzt und das Trommelfell concaver als in der Norm. Nach Anwendung des Politzer'schen Verfahrens besserte sich das Hörvermögen beiderseits noch ganz deutlich und das noch vor der zuletzt genannten Manipulation vorhandene, wenn auch schwächere subjective Rauschen sollte auf Befragen verschwunden sein, obschon die Stellung des Manubriums und des Trommelfelles sich nicht geändert hatte.

Die Freude des Kranken über das gebesserte Gehör und das angeblich verschwundene subjective Geräusch war hinsichtlich des Letzteren nur von kurzer Dauer; denn es kehrte innerhalb zehn Minuten wieder, aber in mässigem Grade.

Bei der nunmehr wieder vorgenommenen galvanischen Untersuchung ergab das rechte Ohr die Normalformel bei X El. 910 L. — Das linke Ohr dagegen reagirte unter Anwendung der drahtförmigen Ohrelektrode schon bei VIII El. 550 L. in der Formel der einfachen Hyperästhesie.[1] — Bei mehrfachen Wiederholungen blieben beiderseits die Resultate dieselben.

Die vorstehend angeführten drei Fälle mögen genügen; ich wäre im Stande, noch acht dergleichen Untersuchungen mitzutheilen, welche aber keine wesentlichen Verschiedenheiten darbieten würden.

Wie ersichtlich, hat der galvanische Strom das vorher auf andere Weise erkannte Hinderniss gegen die Einwirkung desselben auf den Hörnerven in präciser Weise bestätigt. Unzweifelhaft ein Beweis für die Exactheit der Methode und für die Richtigkeit der leitenden Anschauungen.

In dem letzten der mitgetheilten Fälle tritt aber noch eine andere Seite der Leistungsfähigkeit des constanten galvanischen Stromes deutlich vor Augen; ich meine die prognostische. Ich frage, auf welche andere Weise und mit welchen anderen Hülfsmitteln wäre der Specialist im Stande gewesen, zu behaupten und zu beweisen, dass die subjective Gehörsempfindung auf

[1] Siehe Brenner, loc. cit. pag. 183—191.

dem linken Ohre nicht durch den Ceruminalpfropf allein bedingt werde? Nur durch die auf die angegebene Weise erlangten Resultate konnte ich mich veranlasst sehen, die Prognose nicht ganz günstig zu stellen. Wie hätte ich sonst vorhersagen können, dass das subjective Rauschen auch nach der Entfernung des Pfropfes fortbestehen würde? welches durch Anwendung der Luftdouche nicht zu beseitigen wäre? welches nicht auf einfach erhöhten Labyrinthdruck zurückzuführen sei? Der Erfolg der noch öfter wiederholten Luftdouche war hinsichtlich des subjectiven Geräusches vollständig Null, wie die fernere Behandlung ergab.

Atresie des äusseren Gehörganges. — Eine absolute Atresie des äusseren Gehörganges habe ich nur an einem männlichen Individuum und zwar an demselben beiderseits, eine incomplete Verschliessung des linken äusseren Gehörganges nur einmal bei einer Frau in vorgerücktem Alter zu beobachten Gelegenheit gehabt.

Des ersteren Kranken habe ich bereits früher[1] ganz kurz gedacht, mir weitere Mittheilungen über diesen interessanten Fall damals vorbehaltend. Leider habe ich meine betr. Untersuchungen nicht soweit ausführen können, als ich dies beabsichtigt, weil der Kranke von der Cholera plötzlich weggerafft wurde. Was ich bis zum plötzlichen Eintritt des Todes des Kranken beobachtet habe, will ich nunmehr, obschon leider noch Manches zu erforschen geblieben ist, nicht mehr zurückhalten.

S e c h s t e B e o b a c h t u n g. — Der betr. Kranke ist der ohrenärztlichen Welt nicht unbekannt. Bereits L i n c k e[2] erwähnt ihn und beschreibt ihn folgendermassen:

„Auch ich habe ein Beispiel von Missbildung beider Ohren an einem fünfmonatlichen Knaben vor mir, welcher sich durch eine eigenthümliche Bildung des Kopfes auszeichnet und mit einer von hinten nach vorn bis über die Mitte des Gaumenge-

[1] Elektro-otiatrische Studien, pag. 11.

[2] Dr. C. G. L i n c k e. Handbuch der theoretischen und praktischen Ohrenheilkunde. Leipzig, 1837. Bd. I. pag. 614 u. 615.

wölbes sich erstreckenden Gaumenspalte behaftet ist. Spuren von Spaltbildung zeigen sich auch an den beiden Augenlidern in der äusseren Hälfte, namentlich an dem der rechten Seite. Am rechten Ohr fehlt der ganze Knorpel, und statt dessen befindet sich hier ein länglicher und mit Einschnitten versehener wulstiger Hautlappen, an dem sich die gewöhnlichen Erhabenheiten und Vertiefungen, sowie die Mündung des Gehörganges nicht vorfinden. An dem oberen und breiteren Theile, welcher einigermassen die Leiste vorstellt, bemerkt man nach hinten mehrere kleine narbenartige Vertiefungen und zwei Oeffnungen, die in blinde Canäle von 1 bis 3 Linien Tiefe führen. Der knorplige Gehörgang ist vorhanden und lässt sich durch den Wulst, welcher ihn vollkommen bedeckt und verschliesst, hindurchfühlen. An dem vorderen Theile bemerkt man eine kleine, kegelförmige Erhabenheit, welche dem Sitze und der knorpligen Beschaffenheit nach als Bock anzusehen ist. Der Gang selbst lässt sich etwas zusammendrücken, und scheint nicht solid und verwachsen zu sein. Das linke Ohr ist ziemlich wohlgebildet. Allein von den beiden Schenkeln der Gegenleiste und der zwischen diesen befindlichen ungenannten Grube ist nichts wahrzunehmen, weil der vordere und obere Theil der Leiste an der Stelle, wo die beiden Schenkel gewöhnlich abgehen, verwachsen ist. Die muschelförmige Vertiefung ist kleiner und zusammengezogener. Die Oeffnung des Gehörganges fehlt und ist vollkommen durch die allgemeinen Bedeckungen verschlossen. Am oberen und verdickten Rande der Leiste befindet sich eine Oeffnung, die in einen etwa 4 Linien langen, und mit einem blinden Ende versehenen Canal führt. Für starke und durchdringende Töne scheint das Kind Empfänglichkeit zu haben."

Dieser vorstehend von Lincke beschriebene fünfmonatliche Knabe blieb am Leben. Schon während meiner Studienjahre hier hatte ich Gelegenheit denselben zu sehen; jedoch erst, nachdem ich mich speciell mit der Ohrenheilkunde beschäftigt hatte, wurde der 30jährige Mann von mir genaueren, leider aber nicht zum Abschluss gelangten Untersuchungen unterzogen. Die vorgefundenen Anomalien am Kopfe des betr. Missgebildeten veranlassten mich, zunächst das Bild desselben durch eine photographische Aufnahme festzuhalten. Ich liess eine Photographie des Gesichtes en face (Fig. 3) und je eine der beiden missgebildeten Ohren (Fig. 4 u. 5) anfertigen.

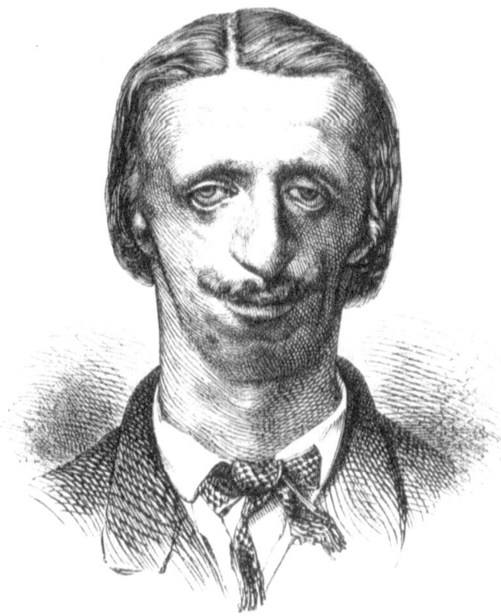

Fig. 3.

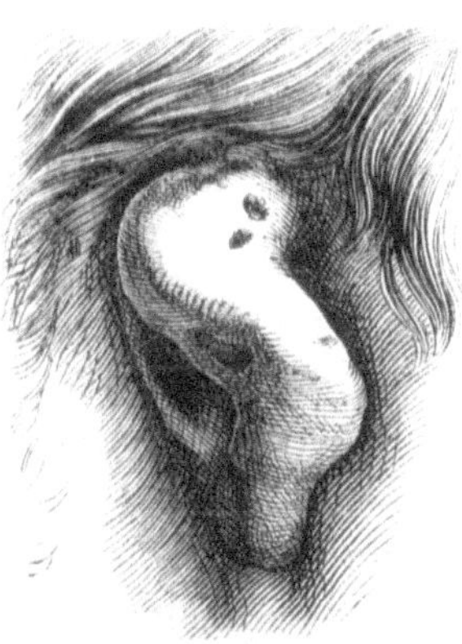

Fig. 4. Rechtes Ohr.

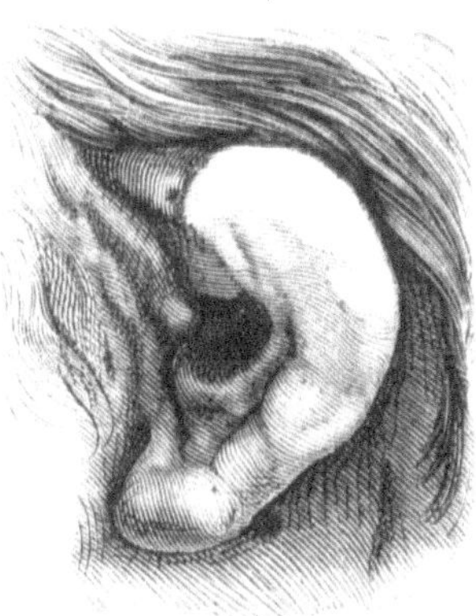

Fig. 5. Linkes Ohr.

Wie ersichtlich, ist der von **Lincke** entworfenen Beschreibung der beiden Ohren nur wenig hinzuzufügen.

Die ganze Höhe des rechten Ohres beträgt 4 Cent., der grösste horizontale Durchmesser oben 2 Cent., in der Höhe der bohnenförmigen Vertiefung aber nur 1,5 Cent. Die bohnenförmige Grube ist 8 Mm breit. Während Lincke's Angabe zufolge bei seiner im 5. Lebensmonat des Kranken vorgenommenen Untersuchung in der rudimentären rechten Ohrmuschel sich kein Knorpel fühlen liess, konnte ich das Vorhandensein eines solchen, S-förmig gekrümmten deutlich wahrnehmen, an welchen sich ein verlängertes weiches und dünnes Ohrläppchen ansetzte. Nach oben und vorn von Letzterem befindet sich eine rundliche knorpelige Vorwölbung, welche als Tragus anzusehen ist. Oberhalb des Tragus an der vorderen Knorpelfläche bemerkt man 4 länglichrunde Grübchen, welche allerdings in der Abbildung nicht zur Ansicht gelangen. An der nach aussen und etwas nach hinten gerichteten Fläche fand sich jene oben erwähnte, nach hinten und oben sich verflachende bohnenförmige Grube, durch welche hindurch sich mit dem Finger der Anfang des knorpeligen Gehörganges, aber durch Haut vollkommen verschlossen, durchfühlen liess. Die von Lincke erwähnten zwei kleinen Oeffnungen am oberen Theile sind in der Abbildung deutlich sichtbar: sie führten in zwei blind endigende, je 0,2 und 0,6 Cent. tiefe Canälchen. Statt der von Lincke angegebenen narbenartigen Vertiefungen sah ich 7 verschieden grosse, länglichrunde, flache, durch Hautwülstchen von einander getrennte Grübchen, welche den Mündungen der Ausführungsgänge von Talgdrüsen anzugehören schienen.

Das linke Ohr war 4,5 Cent. hoch und an seiner breitesten Stelle 2,5 Cent. breit. Es ist in kleineren Verhältnissen einem gewöhnlichen Ohr ziemlich ähnlich. Die Anthelix, sowie die Fossa innominata und navicularis fehlen, während Tragus, Antitragus und Incisura intertragica deutlich wahrnehmbar sind. Die eigentliche Concha ist viel kleiner als in der Norm. Die Oeffnung des Gehörganges ist nicht vorhanden, vielmehr durch Haut vollkommen verschlossen, durch welche hindurch aber der Anfang des Gehörganges gefühlt werden kann. Am vorderen oberen dicken Rande der Helix ist die von Lincke ebenfalls erwähnte kleine Oeffnung sichtbar, welche in einen ca. 0,8 Cent. langen, blind endenden Canal führt.

An diesem linken Ohre soll nach Angabe des Kranken Dr. Lincke den Versuch gemacht haben, den häutig verschlossenen Gehörgang zu öffnen und offen zu erhalten. Allein ich halte mich durch die Abwesenheit jeder Narbenbildung für berechtigt, einen solchen operativen Eingriff zu bezweifeln.

Die Gaumenspalte erstreckte sich sehr weit von hinten nach vorn, sodass das vordere Ende derselben von der inneren Fläche der mittleren oberen Schneidezähne nur circa 1,5 Cent. entfernt war. Der Breitendurchmesser der Gaumenspalte war noch viel bedeutender und war ich im Stande, auf beiden Seiten direct die Pharyngealmündungen der Tuben deutlich zu sehen. Die Lippen derselben lagen aneinander, gestatteten aber leicht die Einlegung eines Catheters durch die Mundhöhle. Der Catheterismus der rechten Tuba durch die Nase war wegen sehr grosser Enge und bedeutenden Schiefstandes des Vomer ganz unmöglich.

Rechts hörte er laut gesprochene Worte und Sätze in einer Entfernung von $1^1/_2$ Ellen, links nur von 1 Elle, die Schlaguhr beiderseits selbst nicht beim festen Andrücken.

Die auf den Scheitel aufgesetzte tönende Stimmgabel vernahm er nicht; dies war ebensowenig der Fall, wenn sie auf den rechten Proc. mastoideus aufgesetzt wurde; dagegen wollte sie Patient vom linken Zitzenfortsatz aus deutlich im Ohre selbst hören.

Eine Ohrenschmalzabsonderung war selbstverständlich nicht vorhanden; dagegen sonderten die Achseldrüsen namentlich bei und nach stärkeren Körperanstrengungen (Patient war auf meine Verwendung hin als Raddreher in einer Buchdruckerei beschäftigt) ein dickliches, gelbliches, sehr übelriechendes Secret ab, sodass die Mitarbeiter des Patienten sich öfters weigerten, mit ihm ferner in einem Raume zu arbeiten.

Patient gab an, dass er zeitweilig, namentlich nach Verkühlungen, links schwerer höre und von Zeit zu Zeit beiderseits von Sausen und Brausen gequält werde.

Beim Catheterismus wollte Patient das Einströmen der Luft bis nach dem Ohre hin fühlen, wovon ich mich trotz mehrfacher

Versuche objectiv nicht überzeugen konnte, und behauptete nach der Luftdouche immer eine Zeit lang besser zu hören.

Diesen vorstehend beschriebenen Kranken unterwarf ich auch der galvanischen Untersuchung. Drückte ich die eine Elektrode auf den durch die allgemeinen Bedeckungen verschlossenen Gehörgang (ich benutzte damals einen der gewöhnlichen, mit Badeschwamm gefüllten Cylinder dazu), während die Elektrode B in einer Hand ruhte, so gab Patient an, dass er eine Klangempfindung selbst bei dem allerstärksten mir zu Gebote stehenden Strome (XV El.) nicht vernehme. Dasselbe war der Fall, wenn ich die Elektrode B aus der Hand entfernte und im Nacken aufsetzte. Eine Durchbohrung der betr. verschliessenden Hautdecken liess Patient nicht zu, da er nicht unberechtigt fürchtete, dadurch einige Zeit arbeitsunfähig zu werden. Ich versuchte desshalb einen anderen Weg und benutzte die Tuba.

Elektrode A auf dem verschlossenen äusseren Gehörgang, ein silberner Catheter als Elektrode B in die Pharyngealmündung je einer Tuba, möglichst weit vorgeschoben. Entsprach nun Elektrode A der Kathode und Elektrode B der Anode, so trat bereits bei XII El. 1110 L. eine deutliche Klangsensation bei Anodenschliessung, nicht aber bei Kathodenschliessung ein. Wurden hierauf die Elektroden gewechselt, sodass Elektrode A der Anode und Elektrode B der Kathode entsprach, dann trat ebenfalls bei XII El. 1100 L. eine deutliche Klangempfindung, jedoch bei Kathodenschliessung, auf, während Anodenschliessung unbeantwortet blieb. Patient bezeichnete die Klangsensation als das Anschlagen einer kleinen Glocke.

Ferner überzeugte ich mich, dass bei Application der Elektrode A auf die Wurzel des rechten wie des linken Tragus oder im Nacken die Resultate ganz dieselben, jedoch nur XII El. 610 L. erforderlich waren. Vergl. Brenner, loc. cit. pag. 89.

Aus diesen Untersuchungen, welche zu verschiedenen Zeiten immer mit denselben Resultaten wiederholt wurden, ergiebt sich, dass in diesem Falle die Tubenelektrode die differente war, und dass die Annahme eines vollständigen Fehlens der äusseren Gehörgänge, oder vielmehr einer completen totalen Verwachsung derselben nicht ganz unberechtigt sei.

Weitere Versuche an dem interessanten Kranken anzustellen, wurde mir durch den im Juni 1866 erfolgten Tod (Cholera) desselben unmöglich gemacht. Die Todesursache verhinderte mich auch, den Kopf des Verstorbenen in meinen Besitz zu bringen, durch dessen Section allein manche unerledigte Frage hätte beantwortet werden können.

Mangel und künstliche Durchlöcherung des Trommelfelles. — Bereits durch meine während Dr. Brenner's erstem Aufenthalte hier gemachten Erfahrungen war es mir klar geworden, dass ein vollständiger Defect des Trommelfelles oder selbst nur eine Perforation desselben leicht durch den galvanischen Strom erkannt werden können. Ich habe deshalb diesen pathologischen Zuständen hinsichtlich des galvanischen Stromes auch fernerhin meine Aufmerksamkeit geschenkt. Bereits in dem ersten Hefte meiner praktischen Beiträge zur Ohrenheilkunde [1] habe ich drei meiner diesfälligen Beobachtungen niedergelegt. Es würde mir leicht sein, noch mehrere solcher Fälle aus meinen Protokollen auszuziehen, ich glaube aber, dass die Mittheilungen an jener Stelle beweisend und überzeugend genug sind, um hier von weiteren absehen zu dürfen.

Einen Fall jedoch, in welchem ich die Incision des Trommelfelles im hinteren unteren Quadranten ausgeführt habe, erlaube ich mir hier noch besonders zu erwähnen.

Siebente Beobachtung. — Frau Caroline M . . . . ., 59 Jahre alt, war seit 5 Jahren rechts sehr schwerhörig und wurde seit zwei Jahren von immer heftiger werdenden subjectiven Geräuschen (Singen, Pfeifen und Brausen) gequält. Catheterismus mit nachfolgender Luftdouche vermochten nichts; ebenso unwirksam zeigten sich Injectionen einer Strychninlösung gegen die Gehörsempfindungen.

Bei der Inspection waren rechts Proc. brevis mallei und Manubrium deutlich sichtbar; letzteres jedoch etwas verkürzt. Das Trommelfell war intensiv gelblich gefärbt, undurchscheinend,

[1] Elektro-otiatrische Studien. Leipzig, 1866, pag. 15—17.

ohne Lichtkegel. Die rechte Tuba war zwar durchgängig, man hörte aber mässiges Schleimrasseln bei der Luftdouche, und während letzterer war eine Bewegung des Trommelfelles nach aussen nicht sichtbar.

In der ersten und zweiten Sitzung gelang es mir nicht, durch den von XIV El. gelieferten Strom (Elektrode A vermittelst des Trichterchens im rechten Ohre, Elektrode B in der rechten Hand) eine deutliche Klangreaction zu erhalten. In der dritten Sitzung wurde die Elektrode B im Nacken aufgesetzt, während die drahtförmige Elektrode A im rechten äusseren Gehörgange sich befand. Bei dieser Anordnung der Elektroden und bei voller Stromstärke (XIV El. 1110 L.) erhielt ich deutliche Klangreactionen und zwar, wie es mir schien, in der Formel der einfachen Hyperästhesie mit Singen (Si). Ueber die Wirkung der Anodenschliessung und Anodenstromesdauer auf die vorhandenen dreifachen subjectiven Geräusche werde ich später zurückkommen.

Eine Bemerkung jedoch gestatte ich mir hier sogleich zu machen; sie betrifft die von Benedikt[1] mitgetheilten Krankengeschichten. Derselbe hat in keinem einzigen der angeführten Fälle angegeben, in welcher Formel der betr. Gehörnerv gegenüber dem constanten galvanischen Strome reagirt hat. Ob und wie ein derartiger Krankheitsfall zu behandeln ist, darüber kann nur die Formel, in welcher der Gehörnerv auf den constanten Strom reagirt hat, Aufschluss geben. Benedikt hat durch diese Unterlassung der Angabe der Reactionsformel Jedermann die Möglichkeit geraubt, sich darüber ein Urtheil zu bilden, ob der betr. Fall sich für die galvanische Behandlung eignete und ob die angewandte Methode jedesmal die richtige war. Mir hat Benedikt's betr. Casuistik den Eindruck der Oberflächlichkeit und Inexactheit machen müssen, abgesehen davon, dass er sich bei seinen Ohrversuchen eines guten Commutators nicht bedient, sondern die Schliessungen und Oeffnungen durch Abheben bald der einen, bald der anderen Elektrode bewirkt hat. Letzteres Verfahren erinnert noch zu sehr an den Zustand der elektrischen Untersuchungen zur Zeit des sel. Grapengiesser.

---

[1] loc. cit. pag. 271—274.

Ich verlasse hier dieses Thema und Benedikt, behalte mir aber vor, demnächst wieder auf ihn und seine Angaben zurückzukommen. —

Da in dem oben mitgetheilten Falle die bei der Luftdouche hörbaren Rasselgeräusche sich durch dieselbe nicht beseitigen und gleichzeitig die Hörfähigkeit und die subjectiven Geräusche in keiner Weise bessern liessen, so machte ich vor der vierten Sitzung die Incision des Trommelfelles im hinteren unteren Quadranten. Bei der Incision beobachtete ich keinen Austritt von Flüssigkeit, wohl aber erfolgte eine solche von gelblicher Farbe in geringer Menge unter dem Gebrauche der Luftdouche. Auch nach diesem operativen Eingriff blieben die Hörfähigkeit sowohl, als auch die subjectiven Gehörsempfindungen vollständig unverändert. Eine Veränderung aber hinsichtlich der erforderlichen Stromstärke und der dadurch bewirkten Klangsensation trat nach ausgeführter Trommelfellincision in auffallender Weise ein.

Elektrode A im Ohre, Elektrode B in der rechten Hand. Schon IV El. 10 L. genügten nunmehr, ein scharfes Klingen (Kl) bei KaS hervorzurufen, welches während KaD, zwar vermindert und immer schwächer werdend, aber anhaltend fortbestand und erst mit KaO völlig aufhörte. AS und AD ergaben keine Klangsensation, bei AO aber trat wieder ein ziemlich intensives Kl von kurzer Dauer ein. Gleichzeitig waren vorher nie wahrnehmbar gewesene Gesichtszuckungen sichtbar geworden.

Wanderte nach längerer Unterbrechung des Stromes die Elektrode aus der rechten Hand nach den Nacken, dann traten die eben angegebenen Klangreactionen schon bei II El. 6 L. ein; auch fehlten die Gesichtszuckungen nicht.

Als nach zwei Tagen die Kranke sich wiederum vorstellte, war die Incisionsstelle gänzlich verheilt und es waren XIV El. 1110 L. erst nach mehrmaliger Wendung (Elektrode B in der rechten Hand) im Stande, die oben bezeichnete Formel mit Si hervorzurufen.

In diesem Falle tritt die Wirkung der künstlichen Perforation des Trommelfelles hinsichtlich der dann erforderlichen Stromstärke zwar zur Evidenz hervor, aber doch nicht so deutlich, wie in Brenner's vierter Beobachtung[1], wahrscheinlich, weil die Beweglichkeit der Gehörknöchelchen unter sich aufgehoben war und wohl auch noch Erkrankungen der Membranen beider Fenster statthatten, worauf die oben mitgetheilten Erscheinungen hindeuteten.

Obgleich ich im Laufe der Zeit ziemlich häufig die Incision des Trommelfelles wegen Ansammlung von eiteriger oder seröser Absonderung in der Paukenhöhle ausgeführt habe, lag doch niemals ein besonderer Grund für die galvanische Untersuchung der betr. Kranken vor.

Auf die Schwierigkeit der galvanischen Diagnose der Trommelfellperforationen hat Brenner bereits hingewiesen. Jedenfalls erfordert sie eine grosse Uebung und eine so umfangreiche Erfahrung, wie sie ausser Dr. Brenner wohl kaum ein Elektrotherapeut auf diesem Gebiete besitzt. —

Wenn Dr. Benedikt[2] noch immer mit Schulz der Ansicht ist, dass es sich bei der galvanischen Reizung des Acusticus um eine reflectorische handele, so glaube ich, dass er nach dem Studium des Brenner'schen Werkes diese seine Ansicht nunmehr ändern und eine directe Reizung durch den constanten galvanischen Strom annehmen wird; denn schlagendere Beweise, als die sind, welche Brenner zu Gunsten seiner und auch meiner Ansicht (der directen Acusticusreizung nämlich) in seinen Versuchen, 9—20[3], beigebracht hat, dürften kaum möglich sein. Damit fällt gleichzeitig auch die Behauptung Benedikt's[4], dass bei Perforationen des Trommelfelles geringere Stromstärken zur Production von subjectiven Gehörsempfindungen deshalb hinreichen sollen, weil dann die Schleimhaut der Trommelhöhle gereizt wird und Schleimhäute sensibler seien als die Cutis. Nein, nicht deshalb genügen zu den gedachten Reactionen geringere Stromstärken, sondern weil der dem constanten galvanischen

[1] loc. cit. pag. 177.
[2] loc. cit. pag. 62, 270 und 271 Anmerkung.
[3] loc. cit. pag. 95—103.
[4] loc. cit. pag. 271 Anmerkung.

Strom sich darbietende Leitungswiderstand bei vorhandener Trommelfellperforation ein bedeutend geringerer ist, als wenn diese Membran intact oder kalkig oder anderswie degenerirt ist.

Benedikt's einschlägige Untersuchungen sind, trotzdem er Brenner's Normalformel zugiebt, wenig Vertrauen erweckend; denn er scheint mir sogar noch über die verschiedene Wirkung der beiden Pole ganz im Unklaren zu sein, wie aus der die Reizung der höheren Sinnesnerven betreffenden Stelle seines Werkes deutlich hervorgeht. Er sagt daselbst[1]: „Die Reizung der höheren Sinnesnerven geschieht durch galvanische Reflexreizung von sensiblen Nerven aus, und zwar für den N. opticus am besten von den verschiedensten sensiblen Aesten des Trigeminus; für den Gehörnerven durch Einführung des Kupferpols[2] in den äusseren, mit lauwarmem Wasser gefüllten Gehörgang und Aufsetzen des Zinkpole[3] am Zitzenfortsatze, oder vor dem äusseren Gehörgange oder an der Halswirbelsäule." Wie Benedikt bei dieser Application der Pole die Brenner'sche Normalformel beobachtet haben will und kann, ist geradezu undenkbar, ganz unmöglich; eine Schliessung der Kette unter solchen Verhältnissen wird nur bei bedeutenden Abweichungen des Gehörnerven von der Normalformel irgend eine Klangsensation zu erzeugen vermögen, z. B. bei der einfachen Umkehr derselben, welche verhältnissmässig ausserordentlich selten rein beobachtet wird. Dr. A. Eulenburg[4] hat gelegentlich der Besprechung des Brenner'schen Werkes eine solche von ihm beobachtete Umkehr mit der paradoxen Formel des nicht armirten Ohres, welches letztere also bei KaS, KaD und AO reagirte, ausführlich mitgetheilt. Vergleiche auch Brenner, loc. cit. pag. 218—220.

Eine fernere Stelle in Benedikt's Werk, welche eine vortreffliche Einsicht über seine völlige Unklarheit in Betreff des Wesens der galvanischen Reizung des Gehörnerven und dessen

[1] loc. cit. pag. 61 und 62.

[2] Also der Anode.

[3] Also der Kathode.

[4] Deutsche Klinik. 1868. Nro. 48.

Erkrankung darbietet, ist folgende[1]: „Begreiflicherweise wird jedoch bei halbseitiger Taubheit und bei gleicher Reizbarkeit des Trigeminus auf der kranken Seite die Application eines stärkeren Stromes nöthig sein zur Hervorrufung subjectiver Gehörsempfindung, als auf der gesunden und umgekehrt.“ Geht nicht aus dieser Stelle zur Evidenz hervor, dass auch ihn die bisher eben so allgemeine als grundlose und unrichtige Anschauung leitet, ein kranker Gehörnerv müsse torpid sein? und dieser Torpor zeige sich auch in mangelhafter elektrischer Erregbarkeit desselben? Ich möchte aber gerade zu Brenner's grössten Verdiensten zählen, dass er diese irrige Vorstellung gründlich vernichtet hat.

Trübungen des Trommelfelles — gegenüber dem constanten galvanischen Strome. — Meine Beobachtungen, speciell auf die Aufhellung und das Verschwinden von Trommelfelltrübungen gerichtet, sind allerdings noch gering an Zahl; gleichwohl steht bei mir die Möglichkeit dieser Wirkung des galvanischen constanten Stromes fest, wie ich dies bereits oben angedeutet habe. Einen derartigen Fall habe ich bereits in der St. Petersburger medic. Zeitschrift, 1867, Bd. XIII veröffentlicht. Ich werde hier denselben kurz mittheilen.

Achte Beobachtung. — W. S . . ., 42 Jahre alt, Hausmann, war links seit 6, rechts seit 4 Jahren schwerhörig und wurde von subjectiven Geräuschen, die sich in der letzten Zeit immer heftiger geltend machten, gequält. Ursache: nachweisbare heftige Erkältung. Trotz längere Zeit fortgesetzter Behandlung seitens verschiedener Aerzte (Nichtspecialisten) war der Zustand des Kranken in Nichts gebessert worden.

Bei der Aufnahme des Patienten zeigte sich das rechte Trommelfell grauweiss getrübt und undurchscheinend. Im vorderen oberen Quadranten eine kleine intensiv weiss gefärbte Stelle. Von der Mitte des hinteren Randes des Manubrium mallei zog sich ein stark injicirtes Gefäss nach der hinteren Peripherie in fast ganz horizontaler Richtung hin. Der

[1] loc. cit. pag. 270.

Lichtkegel fehlte. — Das linke Trommelfell war radiär gestreift, jedoch so, dass die Streifen stellenweise zu kleinen rundlichen Pünktchen anschwollen. Der Lichtkegel fehlte. — Der gesammte Befund wird später (siehe einfache Hyperästhesie) ausführlich mitgetheilt werden.

Resultat der galvanischen Behandlung hinsichtlich der Trommelfelltrübungen: Nach der 16. galvanischen Sitzung, mit welcher, wie sich durch mehrere Monate hindurch fortgesetzte Beobachtungen ergab, auch die heftigen subjectiven Geräusche verschwanden, waren die Trübungen der beiden Trommelfelle gänzlich verschwunden; die Membranen waren völlig durchscheinend geworden und zeigten die normale Farbe. Die Lichtkegel waren deutlich sichtbar. Nur die intensiv weiss gefärbte Stelle im vorderen oberen Quadranten des rechten Trommelfelles und das im hinteren oberen Quadranten desselben horizontal verlaufende injicirte Gefäss waren unverändert geblieben.

Neunte Beobachtung. — W. N....., 45 Jahre alt, Mühlknappe, leidet seit drei Jahren an einer immer mehr zunehmenden beiderseitigen Schwerhörigkeit, ohne subjective Gehörsempfindungen, aber mit bedeutender Eingenommenheit des Kopfes. Bei der angestellten Untersuchung wird die Stimmgabel beiderseits vor den Ohren und vom Scheitel aus subjectiv wie objectiv gleich laut gehört. Die Hörweite für das Gehwerk meiner Uhr beiderseits 8 Zolle, für mittellaute Sprache 4 Ellen. Der Befund war auf beiden Seiten derselbe, nämlich: Proc. brevis steht spitz, rabenschnabelförmig vor, das Manubrium erscheint verkürzt, das Trommelfell, in den unteren Partieen ziemlich concav, ist sclerosirt, grauweiss, mattglänzend; der Lichtkegel ziemlich deutlich vorhanden. Die Tubenpassage ist frei. Rasselgeräusche bei der Luftdouche nicht wahrnehmbar. Links Hammergefässe injicirt, an der hinteren Fläche des Handgriffes verlaufend. Rechts keine Injection.

Nachdem sich unter 20maliger beiderseitiger Anwendung des Catheterismus die Hörfähigkeit des Kranken, sowie die Eingenommenheit des Kopfes desselben nicht gebessert hatten, wurde am 2. Januar 1867 zunächst das rechte Ohr galvanisch untersucht. Drahtförmige Elektrode A im rechten Ohre, Elektrode B in der rechten Hand. Schon bei VI. El. 110 L. reagirte der rechte Gehörnerv in folgender Weise:

KaS : „Lauter Glockenschlag“ (Gl').
KaD: —.
KaO: gl.
AS : gl.
AD: gl.
} „Matter Glockenschlag, aus der Ferne.“
AO: gl'.

Nach der Wendung stellte sich auch die anfangs fehlende Kathodendauer-Reaction ein, war aber nur von ganz kurzer Dauer.

Erst am 23. Januar konnte sich Patient wieder vorstellen. Bei der entsprechend gleichen Application der Elektroden ergaben erst VI El. 1110 L. folgende Reaction des linken Acusticus:

KaS : Gl'.
KaD: Gl>.
KaO: —.
AS : —.
AD: —.
AO: Gl.

Das rechte Ohr reagirte gerade ebenso, wie in der ersten Sitzung.

Nach der zweiten Sitzung gab Patient an, dass er sich im Kopfe viel freier und leichter fühle. Dieses Gefühl hielt jedoch nicht an und Patient bat am 30. Januar um erneute Anwendung des constanten Stromes. Ich erfüllte den Wunsch des Patienten, indem ich von nun an in jeder Sitzung das rechte und das linke Ohr je 10 Minuten lang der Einwirkung der Anode aussetzte, hauptsächlich in der Absicht, die Wirkung dieses Poles auf die Trommelfelltrübungen zu beobachten. Patient gab während jeder Sitzung einen nach Innen auf das Trommelfell gerichteten Druck an und fühlte sich nach jeder Sitzung immer leichter und freier im Kopfe. Wegen grosser Entfernung des Wohnortes des Patienten von hier fanden im Monat Februar nur vier, in den Monaten März und April sogar nur je drei Sitzungen statt; die letzte Sitzung erfolgte am 20. Mai 1867.

Nach jeder Sitzung war eine lebhafte Injection der Hammergefässe, des peripheren Gefässkranzes und eine bedeutende Röthung des inneren Abschnittes der knöchernen Gehörgangswände wahrnehmbar. Diese Erscheinungen wurden bei gleicher Dauer und gleicher, nicht Schmerz erregender Stärke des constanten Stromes immer bedeutender; auch verwandelte sich die anfangs bläulichrothe Färbung mit der Zeit in eine immer deutlichere intensiv rothe. Gleichzeitig hellten sich die Trommelfelle immer mehr und mehr auf, die vorwiegend graue Färbung machte einer mehr grauröthlichen Platz und in den drei letzten Sitzungen konnte ich deutlich feine radiäre Gefässchen beobachten. Nur die Seitenränder des Lichtkegels zeigten noch das anfangs vorhandene Grau. Bei der am obengenannten Tage stattfindenden letzten Sitzung hatte sich die Hörweite für das Gehwerk meiner Uhr beiderseits bis fast auf eine Elle, für leise Sprache aber auf 6 Ellen gehoben, und Patient äusserte sich über sein subjectives Befinden, namentlich hinsichtlich seines Kopfes, vollständig befriedigt.

Zehnte Beobachtung. — A. W . . . . ., 31 Jahre alt, Schuhmachermeister, ist beiderseits seit einem Jahre mässig schwerhörig und wird seit der Zeit rechts von subjectivem intensiven Zischen gequält. Vermuthliche Ursache: wiederholte Rachencatarrhe. Die Trommelfelle zeigen ausser Mangel an Glanz, gänzlichem Fehlen der Lichtkegel und dunkelgrauer Färbung, welcher ein leichtes Roth beigemischt ist, in der Stellung keine Anomalie. Die Tuben sind durchgängig. Die tönende Stimmgabel wird subjectiv und objectiv vom Scheitel aus beiderseits gleich laut gehört.

Patient wurde während zweier Monate wöchentlich zweimal mit Catheterismus behandelt; weder die Hörweite des rechten Ohres besserte sich, noch wurde das subjective Zischen in demselben an Intensität vermindert; des linken Ohres Hörfähigkeit dagegen erfuhr dadurch einen wesentlichen Zuwachs.

Ich unterzog deshalb das rechte Ohr des Patienten der galvanischen Untersuchung. Bei VIII El. 10 L. reagirte der rechte

Hörnerv (Elektrode A im rechten Ohre, Elektrode B in der rechten Hand) in folgender Weise:

KaS : Kl'.
KaD: Kl>.
KaO: —.
AS : Si.
AD: si>.
AO: kl'.

Wurde nach KaO die Stromstärke auf 1 L. vermindert und dann AS bewirkt, dann trat das Si bei AS und AD nicht auf, wohl aber ergab nach längerer Anodenstromesdauer AO noch Kl. Gleichzeitig verminderte sich nach Angabe des Patienten während der Anodenstromesdauer das subjective Zischen, ohne indessen ganz aufzuhören.

Trotzdem, dass die erhaltene Formel keinen günstigen Erfolg für das Beseitigen der subjectiven Gehörsempfindung verhiess, setzte ich doch auf ausdrücklichen Wunsch des Patienten meine galvanischen Untersuchungen fort und es gelang mir, schliesslich doch einen Effect, mit welchem der Kranke „sehr zufrieden" war, zu erzielen, freilich erst nach 44 im Laufe eines Jahres stattgehabten Sitzungen, bei welchen vorwiegend die Anodenwirkung benutzt wurde.

Nach jeder Sitzung wurde die genaueste Inspection des rechten Trommelfelles vorgenommen und die Verhältnisse der Injection und der allmählich erfolgenden Aufhellung der Membran auf's sorgfältigste beachtet. Da das linke Ohr niemals galvanisch untersucht worden war, bot der Vergleich beider Trommelfelle unter einander den besten Maassstab für die Beurtheilung und Abschätzung der immer grösseren Aufhellung des rechten Trommelfelles. Am Schlusse der galvanischen Behandlung war von der grauen Trübung des letzteren fast gar nichts mehr vorhanden; dasselbe war fast ganz durchscheinend geworden und der Lichtkegel war ziemlich deutlich, wenn auch noch etwas verwaschen, sichtbar. Ich werde auf diesen Fall später wieder zurückkommen.

Elfte Beobachtung. — Frau W. Fr. . . ., 53 Jahre alt, schon viele Jahre schwerhörig und rechts an subjectivem Singen leidend, zeigt in den hinteren Quadranten des rechten Trommelfelles eine halbmondförmige Kalkeinlagerung, das übrige Trommelfell aber grauweisslich getrübt und undurchscheinend. Der Lichtkegel fehlt. Ausserdem klagt Patientin über bedeutende Eingenommenheit des Kopfes.

Bei der gewöhnlichen Application der Elektroden erhielt ich folgende Formel:

X El. 20 L. KaS : Si′ (heller und höher als das subjective Singen.)
KaD: Si∞.
KaO: —.
AS : —.
AD: —.
AO: Si.

Es gelingt wohl durch die gewöhnlichen Manipulationen, das subjective Singen zu mildern, aber nicht ganz zu beseitigen; trotzdem aber wird die galvanische Behandlung 19mal wiederholt, weil sich Patientin nach jeder Sitzung immer „leichter und freier im Kopfe“ befindet. Gleichzeitig wird der unter der Wirkung der Anode eintretenden Aufhellung des nicht kalkig degenerirten Theiles des rechten Trommelfelles besondere Aufmerksamkeit gewidmet.

Nach der ersten Sitzung war die Injection der Hammergefässe eine geringe; ich steigerte deshalb in der nächsten Sitzung die Stromstärke (X El. 30 L.), wodurch die Injection nach längerer Anodenschliessungsdauer eine lebhaftere wurde, die Formel aber dieselbe blieb. In den folgenden Sitzungen vermochte die Patientin nach und nach noch höhere Stromstärken (X El. 1 bis 50, 1 bis 110, 1 bis 610, 1 bis 810 und endlich 1 bis 1110 L.) ohne Schmerzen zu ertragen. Mit dem Zunehmen der Stromstärke wurde die Einwirkung der Anode auf die Injection der Gefässe eine immer bedeutendere und von der siebenten Sitzung an fing namentlich der periphere Theil des Trommelfelles hinter und unterhalb der halbmondförmigen Kalkeinlagerung an, sich aufzuhellen. Die Färbung dieses Trommelfelltheiles wurde eine bläulichweisse und etwas durchscheinend, doch waren noch radiär gestellte schmutzigweiss gefärbte feine Streifchen sichtbar. Im Verlaufe der ferneren galvanischen Behandlung nahmen auch die übrigen Theile des Trommelfelles, wie die central von der Kalkablagerung gelegene Partie und die vorderen Quadranten die bläulichweisse Färbung an und wurden mässig durchscheinend; die radiären feinen Streifchen aber hellten sich nur wenig mehr auf. Dabei erklärte Patientin wiederholt, dass ihr subjectives Befinden in der rechten Kopfhälfte viel freier und besser sei, als in der linken. Mit der 20. Sitzung musste Patientin wegen Erkrankung die Cur aufgeben, nachdem ich nur in dieser letzten Sitzung einmal das linke Ohr der Einwirkung der Anode mit dem besten Erfolge für das Befinden im Kopfe ausgesetzt hatte. Nach der Genesung der Kranken sah ich von dem Wiederbeginne der galvanischen Behandlung zur Zeit deshalb ab, weil die Patientin noch sehr angegriffen war, und seitdem hat sie sich noch nicht wieder vorgestellt.

Zwölfte Beobachtung. — Frau Chr. J . . ., 26 Jahre alt, zeigt in den hinteren Quadranten des rechten Trommelfelles eine klein linsengrosse, mässig erhabene, gelblich gefärbte Stelle, welche weder die Peripherie noch das Centrum erreicht und wie fettig degenerirt erscheint, vielleicht der Ausgang eines ehemaligen Trommelfellabscesses. Das übrige Trommelfell war leicht grauweiss getrübt. Manubrium und Proc. brevis normal. Lichtkegel fehlte. Die Hörfähigkeit war nicht bedeutend beeinträchtigt. Die Tuben waren durchgängig.

X El. 1110 L. ergaben keine Reaction; nach längerer Anodenschliessungsdauer wurde rasch die Wendung vorgenommen und nun erhielt ich — bei der gewöhnlichen Anordnung der Elektroden — bei KaS: Kl′ und bei AO: kl. Die Kathodendauerreaction war nicht deutlich hervorzurufen, auch nicht in der zweiten Sitzung; wohl aber gelang dies mir in der dritten. Ich hatte also die Normalformel vor mir. Ich behandelte nunmehr das rechte Ohr zunächst mit der Kathode und zwar mit X El.

1110 L. Nach einer Kathodenstromesdauer von drei Minuten klagte Patientin über ziemlich heftige Schmerzen im Ohre, weshalb die Stromstärke bis auf X El. 1 L. vermindert wurde; hierauf liessen die Schmerzen nach. Bei der nach einer ferneren Kathodenstromesdauer von 7 Minuten vorgenommenen Inspection zeigte sich peripherisch im hinteren unteren Quadranten des Trommelfelles ein kleines stecknadelkopfgrosses Extravasat und die gelb gefärbte Stelle war mit radiär verlaufenden Blutgefässen durchzogen; die Hammergefässe, die Trommelfellperipherie und der innerste Theil des knöchernen Gehörganges waren sehr stark injicirt; der rothen Färbung dieser Theile war kein Stich in's Bläuliche, wie oben erwähnt, beigemengt.

Vor der zweiten, zwei Tage später vorgenommenen Sitzung zeigten weder das Trommelfell noch die Nachbartheile desselben irgend eine Injection; das kleine Extravasat erschien viel dunkler, mehr braunroth gefärbt. Bei derselben Application der Elektroden wurden X El. 30 L. ohne besondere Schmerzen gut ertragen. Nach zehn Minuten langer Kathodenstromesdauer boten das Trommelfell und die Umgebung desselben das bereits beschriebene Bild dar. Die Formel war dieselbe geblieben.

Vor der vierten Sitzung, welche fünf Tage nach der zweiten stattfand, war das an die Vereinigungsstelle des Trommelfelles mit der unteren Gehörgangswand gerückte kleine Blutextravasat schon fast ganz verschwunden. Nach derselben erschien die ursprünglich erhabene, gelb gefärbte Stelle verkleinert und flacher.

In Zwischenräumen von zwei bis sechs Tagen fanden noch fernere neun galvanische Sitzungen statt. Das Blutextravasat war, ehe es noch auf die untere Gehörgangswand übergewandert war, gänzlich verschwunden und die degenerirte gelbe Stelle des Trommelfelles deutlich durchscheinend geworden.

Hierauf trat eine vierzehntägige Pause in der galvanischen Behandlung wegen einer acuten Erkrankung der Luftwege ein, welche die Kranke circa zehn Tage an das Zimmer gefesselt hatte. Die Gehörorgane hatten an dieser Erkrankung nicht theilgenommen, wie die Untersuchung ergab.

Nach ferneren vier, in grösseren Zwischenräumen als früher vorgenommenen galvanischen Sitzungen, während welchen ich das rechte Ohr nunmehr der Einwirkung der Anodenstromesdauer ausgesetzt und wobei sich jedesmal eine mehr bläulichrothe als intensiv rothe Färbung der mehrgenannten Theile geltend gemacht hatte, war die betr. gelbe Stelle des Trommelfelles fast ganz verschwunden und aufgehellt. Da aber eine Besserung der von Hause aus nicht bedeutend beeinträchtigten Hörfähigkeit bisher nicht zu beobachten gewesen war, gab nunmehr die Patientin die Behandlung auf.

Ich wäre im Stande, noch weitere derartige Beobachtungen mitzutheilen, glaube aber mich mit den bisherigen begnügen zu dürfen. Auf die resp. Unterschiede der Einwirkung der Kathode und der Anode auf die mehrfach genannten Theile des äusseren Ohres werde ich auch in der Folge noch meine Aufmerksamkeit richten und hoffe später in der Lage zu sein, die Ergebnisse meiner weiteren Beobachtungen mittheilen zu können.

Fehlen der Ohrenschmalzabsonderung. — Ueber das häufig bei chronischen Ohrenkranken zu beobachtende Fehlen der Ohrenschmalzsecretion brauche ich nichts weiter zu sagen. Bei allen von mir einer galvanischen Behandlung unterzogenen Ohrenkranken bestand ein solcher Mangel. Wenn auch nicht in allen diesen Fällen die Wiederkehr der Ohrenschmalzabsonderung sich einstellte, weil nicht alle einer längeren oder genügend langen galvanischen Behandlung unterzogen wurden, so habe ich doch bei vielen Kranken, namentlich jüngeren, den mittleren Lebensjahren angehörenden, eine mehr minder reichliche Ohrenschmalzabsonderung wieder eintreten sehen. Von der Mittheilung einzelner Fälle kann ich um so eher absehen, als kein Kranker einzig und allein in dieser Absicht von mir galvanisch behandelt wurde.

Qualitative Veränderung der Normalformel. — Subjective Gehörsempfindungen der verschiedensten Art kommen sehr häufig in der Weise vor, dass die galvanische Untersuchung dabei die Formel der einfachen oder umgekehrten Hyperästhesie, ohne oder mit weiteren Complicationen der betr. Formeln, ergiebt. Viel seltener findet man bei solchen Geräuschen gleichzeitig eine qualitativ veränderte Normalformel.

Dreizehnte Beobachtung. — In der zehnten Beobachtung habe ich bereits die Formel angegeben, in welcher der rechte Hörnerv des Schuhmachermeisters A. W . . . . reagirte, welcher rechtsseitig von intensivem subjectiven Zischen gequält wurde.

Um sich die vorhandene modificirte Formel zu vergegenwärtigen, führe ich die erhaltenen Reactionen nochmals an:

Rechtes Ohr.

VIII El. 10 L. KaS : Kl'.
KaD: Kl>.
KaO: —.
AS : Si.
AD: si>.
AO: kl'.

Derartige Fälle bieten keine Aussicht, die subjective Gehörssensation durch die Anodenwirkung gänzlich zu beseitigen, wohl aber ist es mir bei dem erwähnten Falle gelungen, jenes subjective Zischen zeitweilig zu beseitigen und an Intensität bedeutend zu vermindern.

Nachdem ich in verschiedenen Sitzungen das Zischen durch die einfache Einwirkung von AD zu beseitigen vergebens versucht hatte, wandte ich folgendes Verfahren an. Ich schloss die Kette mit der Kathode im Ohre, steigerte während KaD rasch die Stromstärke und bewirkte dann eine schnelle Wendung, sodass dann die Ohrelektrode der Anode entsprach. Patient erklärte hierauf, dass sich das Zischen bedeutend vermindert habe. Nach dreimaliger Wiederholung dieser Manipulation gab Patient an, dass sein Zischen verschwunden und statt desselben ein schwaches Sieden vorhanden sei, welches aber durch die gleiche noch mehrmals wiederholte Manipulation ebenfalls gänzlich beseitigt wurde. Nach dem Ausschleichen kehrte das Zischen wieder, aber in vermindertem Grade. Die galvanischen Sitzungen wurden in gleicher Weise fortgesetzt und es gelang mir, durch sehr vorsichtiges Ausschleichen den sofortigen Wiedereintritt des Zischens nach der Sitzung zu verhüten. Mit der Zahl der Sitzungen wurden die Zwischenräume zwischen dem Verschwinden und der Wiederkehr der subjectiven Gehörsempfindung immer grössere und letztere verlor bedeutend an Intensität. Patient sah nach 44 Sitzungen, nachdem das Zischen oft drei bis vier Tage lang ausgesetzt hatte und dann nur zeitweilig und für ganz kurze Zeit aufgetreten war, auch das ursprünglich nur mässig beeinträchtigte Hörvermögen fast ganz normal geworden war (er hörte 10^0 weit leise Sprache bei von ihm abgewandter Stellung), da er mit seinem jetzigen Zustande „sehr zufrieden" sei, von der ferneren galvanischen Behandlung ab, verversprach aber bei etwaiger Verschlimmerung die Cur wieder aufzunehmen. Seitdem sind drei Monate vergangen, ohne dass Patient sich wieder vorgestellt hat.

Leider steht diese eben mitgetheilte Beobachtung vereinzelt da, indem ich keinen zweiten Fall mit einer derartigen Reactionsformel zu beobachten Gelegenheit gehabt habe. Das erlangte Resultat aber wird mich unbedingt veranlassen, vorkommenden Falles dieselbe Behandlungsweise wieder eintreten zu lassen. Vielleicht sind andere Beobachter in der Lage, sie in Anwendung zu ziehen. Dann würde sich erst feststellen lassen, ob dieselbe auch wirklich in allen derartigen Fällen zum erwünschten oder angestrebten Ziele führte und eine Bereicherung der Therapie der subjectiven Gehörsempfindungen wäre.

Einfache Hyperästhesie des Nervus acusticus gegenüber dem constanten galvanischen Strome. — Den einleitenden Bemerkungen Brenner's über die Krankheiten des Hörnervenapparates und die Hyperästhesie des Hörnerven[1] vermag ich nichts Neues beizufügen; der versuchten Erklärung des Entstehens dieses Zustandes kann ich aber meine Bewunderung nicht versagen, und bin ich überzeugt, dass bei vorurtheilsfreien und wohlwollenden Beobachtern sich derselbe Eindruck geltend machen wird.

[1] loc. cit. pag. 178—187.

An Beobachtungsmaterial ist kein Mangel; denn die meisten mit subjectiven Gehörsempfindungen behafteten Ohrenkranken, welche von diesem Leiden durch die gewöhnlichen otiatrischen Heilverfahren nicht befreit werden können, ergeben bei der Untersuchung mit dem constanten galvanischen Strom die Formel, mit welcher Dr. Brenner diesen Zustand bezeichnet hat.

In dem ersten Hefte meiner praktischen Beiträge zur Ohrenheilkunde habe ich bereits fünf von subjectiven Gehörsempfindungen durch den constanten galvanischen Strom geheilte Fälle mitgetheilt, bei welchen der Hörnerv in der Formel der einfachen Hyperästhesie reagirt hatte. Mehrere ähnliche Fälle habe ich in der St. Petersburger medicinischen Zeitschrift 1867, Bd. XIII veröffentlicht. Da dieselben sicherlich nur zur Kenntniss weniger Fachgenossen gelangt sind, so erlaube ich mir dieselben hier nochmals abdrucken zu lassen und denselben einige der seitdem gemachten Beobachtungen beizufügen.

Vierzehnte Beobachtung. — W. S. . . .[1], 42 Jahre alt, Hausmann, bekam vor 6 Jahren in Folge einer heftigen Erkältung auf beiden Ohren zunächst Brausen und Sausen und wurde Anfangs nur in dem Hörvermögen des linken Ohres beeinträchtigt. Unter Fortdauer der ebengenannten subjectiven Gehörsempfindungen und Steigerung der Schwerhörigkeit des linken Ohres fing vor 4 Jahren auch das rechte Ohr an schwerhörig zu werden. Seitdem hat sich trotz längere Zeit fortgesetzter Behandlung seitens verschiedener Aerzte (Nichtspecialisten) das Hörvermögen beiderseits stetig immer mehr verschlechtert. Die subjectiven Geräusche bestanden fort und waren in der letzten Zeit immer heftiger geworden.

Bei der Aufnahme des Patienten ergab sich folgender Befund:

Rechtes Ohr: Kein Ohrenschmalz. Processus brevis mallei und Manubrium sichtbar; letzteres etwas verkürzt. Lichtkegel fehlt. Trommelfell grauweiss getrübt und undurchscheinend. Im vorderen oberen Quadranten eine kleine intensiv weiss ge-

[1] Vergl. die achte Beobachtung.

färbte Stelle. Von der Mitte des hinteren Randes des Manubrium zieht sich ein stark injicirtes Gefäss nach der hinteren Peripherie in fast ganz horizontaler Richtung. Meine circa 20⁰ weit hörbare Repetiruhr wurde nur 9″, laute Sprache nur 3″ weit gehört.

Linkes Ohr: Kein Ohrenschmalz. Gehörgang weiter als der rechte. Processus brevis mallei vorstehend. Manubrium stark verkürzt, fast horizontal. Lichtkegel fehlt. Trommelfell radiär grauweiss gestreift, jedoch so, dass die Streifen stellenweise zu kleinen rundlichen Pünktchen anschwellen. Hörweite für die Repetiruhr 11″, für laute Sprache 7″.

Bei der subjectiven wie objectiven Untersuchung der Kopfknochenleitung wurde die auf den Scheitel aufgesetzte tönende Stimmgabel beiderseits gleich stark gehört.

Ziemlich intensiver Rachencatarrh.

Catheterismus beiderseits leicht ausführbar; die Luft dringt beiderseits in dünnem Strahle, aber ohne Rasselgeräusche ein.

Unter fortgesetztem Catheterismus, zeitweiligen Einspritzungen von Jodkaliumlösung, Einlegen von Bougies, dem Gebrauche adstringirender Gurgelwässer, Bepinselungen der Rachenpartien mit Höllensteinsolution, der Nasendouche mit Salzwasser, stieg allmälig die Hörweite für die Repetiruhr rechts auf 1⁰, links auf 1⁰ 7″, für die laute Sprache beiderseits auf 1⁰.

Obschon die Tubenpassage beiderseits vollständig frei geworden war, der Luftstrom bei der Luftdouche breit und voll eindrang, und die Trommelfelle sich während derselben deutlich bewegten, war eine Linderung der subjectiven Gehörsempfindungen herbeizuführen nicht möglich gewesen.

Der Patient wurde nunmehr behufs Beseitigung der für den Kranken äusserst lästigen subjectiven Gehörsempfindungen einer galvanischen Behandlung unterzogen.

Im rechten Ohre ergaben II bis VIII El. 1110 L. keine Reaction; erst bei X El. 10 L. reagirte der rechte Nervus acusticus bei KaS und KaD, während die AO-Reaction ausblieb; letztere trat endlich bei X El. 60 L. ebenfalls ein, und gestaltete sich die pathologische Formel nun folgendermaassen:

X El. 60 L. KaS : Si.
KaD: si ∞.
KaO: —.
AS : —.
AD: —.
AO: si>.

Also „einfache Hyperästhesie“ Brenner's.

Im linken Ohre trat selbst bei X El. 1110 L. keine Reaction ein; erst nach Wendung nach längerer Anodendauer reagirte der linke Nervus acusticus und zwar ganz in derselben pathologischen Formel, nur hörte der Patient nicht Singen (Si), sondern ein Glockentönen (Gl). Die Formel war also folgende:

X El. 1110 L. KaS : Gl.
KaD: gl .
KaO: —.
AS : —.
AD: —.
AO: gl>.

Nachdem in der ersten Sitzung die Formeln festgestellt und beiderseits auch bei niedrigeren Stromstärken später dieselben Reactionen erzielt worden waren, wurde erst in der zweiten Sitzung die Beseitigung der subjectiven Gehörsempfindungen nach Dr. Brenner's Methode angestrebt, und es gelang, dieselben beiderseits zum Verschwinden zu bringen. Nach dem Ausschleichen indessen trat linkerseits schwaches Brummen ein, während rechterseits die früher vorhanden gewesenen Geräusche verschwunden blieben.

In der vier Tage später erfolgenden dritten Sitzung gab Patient an, dass das Sausen rechterseits bald, aber schwächer als früher wiedergekehrt sei und so noch fortbestehe, während linkerseits noch Brummen vorhanden sei. Nach der entsprechenden galvanischen Behandlung und l. a. bewirktem Ausschleichen aus der Kette sind beiderseits die subjectiven Geräusche verschwunden.

Bei Beginn der vierten Sitzung gab Patient an, dass nach längerer Ruhe im rechten Ohre statt des Sausens Singen eingetreten sei und das Brummen linkerseits sich ebenfalls in Singen umgewandelt habe. Das Singen im rechten Ohre wurde in dieser Sitzung zum Verschwinden gebracht, während das linke Ohr wegen bestehender lebhafter Injection der Gefässe der oberen Gehörgangswand und des Hammergriffes der Einwirkung des constanten galvanischen Stromes nicht ausgesetzt, dagegen der Gebrauch eines Senffussbades anempfohlen wurde.

Fünfte Sitzung. In beiden Ohren Singen, welches aber schwächer als früher. Es gelang, die beiderseits qualitativ gleichen, quantitativ aber etwas verschiedenen subjectiven Gehörsempfindungen durch die Anodeneinwirkung zu beseitigen; sie kehrten zwar nach den Sitzungen nach kürzerer oder längerer Abwesenheit wieder, verloren aber immer mehr an Intensität und wurden durch immer schwächere Stromstärken jedesmal für längere Zeit wieder zum Verschwinden gebracht.

In der zehnten Sitzung, während welcher beide Ohren nur mit II, 1—5, AD behandelt wurden, waren wiederum die nur noch ganz schwachen subjectiven Geräusche beseitigt worden und zwar, um links nicht wiederzukehren.

Nach der 16. Sitzung blieb auch das immer erst nach längerem Verschwundensein in ganz bedeutend vermindertem Grade wiedergekehrte subjective Singen des rechten Ohres weg, um nie wieder aufzutreten.

Patient ist von mir noch mehrere Monate lang beobachtet und hinsichtlich seiner Gehörsempfindungen befragt worden; sie waren und blieben verschwunden.

Nach jeder galvanischen Sitzung gab Patient an, dass er sich „sehr leicht und frei im Kopfe" fühle. Die Hörweite hatte sich am Ende der galvanischen Behandlung für die Repetiruhr rechts auf 4⁰, links auf 2⁰, für mittellaute Sprache auf 3⁰ gehoben.

Die Trübungen der beiden Trommelfelle waren bei Beendigung der galvanischen Behandlung gänzlich verschwunden; die Membranen waren völlig durchscheinend geworden und zeigten die normale Farbe. Die Lichtkegel waren deutlich sichtbar. Nur die intensiv weiss gefärbte Stelle im vorderen oberen Quadranten und das im hinteren oberen Quadranten des rechten Trommelfelles horizontal verlaufende injicirte Gefäss waren unverändert geblieben.

Fünfzehnte Beobachtung. — E. H . . . ., Cand. phil., 26 Jahre alt, litt bereits vor mehreren Jahren an Brausen in beiden Ohren. Damals waren diese subjectiven Gehörsempfindungen die Folge von Ohrenschmalzanhäufungen in beiden äusseren Gehörgängen gewesen und verschwanden, nachdem die betreffenden Ansammlungen durch Ausspritzen entfernt worden waren.

Seit einem Jahre hatte sich beiderseits Sausen eingestellt, links stärker als rechts; gleichzeitig war die Hörfähigkeit etwas beeinträchtigt. Ende November 1866 war die Hörweite für das circa 5⁰ weit hörbare Gehwerk meiner Uhr rechts auf 1⁰ 20″ und links auf 2⁰ 7″ gesunken.

Der Befund war bei der Aufnahme folgender:

Rechtes Ohr: An der vorderen unteren und hinteren Wand des äusseren Gehörganges braungefärbtes Ohrenschmalz. Processus brevis mallei und Manubrium vorstehend; letzteres sehr verkürzt, fast horizontal. Lichtkegel nur in den oberen $^2/_3$ vorhanden. Langer Ambosschenkel nicht sichtbar. Trommelfell leicht grauweiss, bedeutend concav in den unteren Quadranten.

Linkes Ohr: Ohrenschmalz in geringer Menge. Processus brevis mallei und Manubrium vorstehend; letzteres noch mehr als rechts horizontal gestellt. Lichtkegel ziemlich gut vorhanden, aber kurz unterhalb der Spitze sanduhrförmig eingeschnürt. Langer Ambosschenkel ziemlich deutlich durchscheinend. Farbe des Trommelfelles normal, die Concavität desselben aber sehr bedeutend.

Die tönende Stimmgabel, auf den Scheitel aufgesetzt, wird subjectiv und objectiv links lauter als rechts gehört.

Nach dem Catheterismus, wobei der Luftstrom breit und voll an die Trommelfelle anschlug, war das subjective Sausen verschwunden und blieb es. — Nach 12 Tagen völligen Wohlbefindens trat ein subacuter Catarrh der rechten Paukenhöhle ein, welcher erst nach Verlauf von 14 Tagen unter zweckentsprechender Behandlung wieder verschwand. — Bald darauf stellte sich Patient wieder vor und gab an, in dem rechten Ohre „Pfeifen", im linken Ohre „Pobbern" zu hören, von welchen Gehörsempfindungen er namentlich Morgens und Abends gequält werde. Durch den Catheterismus wurde das rechts vernommene Geräusch in Brummen, die im linken Ohre vorhanden gewesene Empfindung in Singen verwandelt. Da durch die wiederholt angewandte Luftdouche diese in der Folge sich gleichbleibenden subjectiven Geräusche nicht beseitigt wurden, entschloss ich mich, den Patienten der Einwirkung des constanten galvanischen Stromes zu unterziehen. Schon bei VI El. 60 L. reagirte der rechte Acusticus und zwar in folgender Formel:

VI El. 60 L. KaS : Pf (Pfeifen).
KaD: pf ∞.
KaO: —.
AS : —.
AD: —.
AO: pf' $>$.

Durch Einwirkung der AD wurde schon in der ersten Sitzung das subjective Brummen rechts gänzlich beseitigt.

Eine galvanische Reaction des linken Acusticus trat steigend bis VIII El. 80 L. in der ersten Sitzung nicht ein, und wurde der Versuch wegen grosser Empfindlichkeit des Patienten vor der Hand nicht weiter fortgesetzt.

Da bis zum dritten Tage nach der ersten galvanischen Sitzung das subjective Geräusch rechts nicht wiedergekehrt war, wurde nur das linke Ohr galvanisch behandelt. Patient war wiederum sehr empfindlich und vertrug nur zur Noth eine Stromstärke von VIII El. 110 L., wobei sich erst nach Wendung KaS: Kl, KaD: kl ∞ ergaben, während alle übrigen Momente, also KaO, AS, AD undAO reactionslos blieben. Wegen der überaus grossen Empfindlichkeit des Patienten wurde davon abgesehen, zu ermitteln, bei welcher Stromstärke auch der Anodenöffnungsklang eintreten würde und der Kranke nur der Anodendauerwirkung, wobei er wie alle anderen untersuchten Personen eine Druckempfindung im Ohre zu haben angab, unterzogen. Die beruhigende Wirkung der Anode führte das Verschwinden des subjectiven Geräusches (Si) in kurzer Zeit bei niedrigerer Stromstärke herbei. Nach dem Ausschleichen war und blieb es im linken Ohre völlig ruhig.

Patient, welcher sich Ende August d. J., mithin mehrere Monate nach stattgehabter galvanischer Behandlung wieder vorstellte, erklärte unter Worten wärmsten Dankes, dass alle subjectiven Geräusche seitdem verschwunden geblieben wären. Das Hörvermögen war beiderseits für Uhr und Sprache zur Norm zurückgekehrt.

Sechzehnte Beobachtung. — Frau Caroline M...., 59 Jahre alt, litt an dreifachen subjectiven Gehörsempfindungen, nämlich an Singen, Pfeifen und Brausen im rechten Ohre. Den Befund habe ich bereits früher (siehe die siebente Beobachtung) mitgetheilt und daselbst auch angegeben, dass der rechte Acusticus auf den constanten galvanischen Strom — nach vollführter Incision des rechten Trommelfelles im hinteren unteren Quadranten — in der Formel der einfachen Hyperästhesie reagirte; also:

IV El. 10 L. KaS : Kl'.
KaD: Kl ∞.
KaO: —.
AS : —.
AD: —.
AO: kl'.

In der vierten Sitzung, wo es gelungen war, vorstehende Formel zu erhalten, versuchte ich durch die Anodenstromesdauer die subjectiven Geräusche zu beseitigen. Es gelang mir dies indessen nur zum Theil; es verschwanden nämlich während der Steigerung der Stromstärke von IV El. 1 L. bis auf IV El. 5 L. bei der Anode im Ohre das Brausen und das

Pfeifen, während keine Stromstärke das subjective Singen beeinflusste.

Vor der fünften Sitzung erklärte Patientin, dass das Brausen weggeblieben, das Pfeifen nur zeitweilig aufgetreten und jetzt vorhanden, das Singen aber noch ganz unverändert sei. — Die Incisionsstelle im Trommelfelle war verheilt und diesmal waren erst nach mehrmaliger Wendung XIV El. 1110 L. im Stande, die obige Formel mit Si statt Kl hervorzurufen. Bei Anode im Ohre, Kathode in der Hand schloss ich die Kette bei XIV El. 1 L. und stieg während Anodenstromesdauer langsam bis auf 29 L., wobei Patientin das Verschwundensein des subjectiven Pfeifens angab. Ich stieg bis 40 L., verminderte dann immer langsamer und langsamer den Leitungswiderstand in der Nebenschliessung bis auf 1 L. und zog hierauf die Handelektrode langsam ab.

Nach dieser Sitzung blieb auch das Pfeifen weg, das Singen aber bestand unverändert fort trotz fernerer galvanischer Behandlung und trotz noch mehrmaliger Anwendung der Luftdouche, welche letztere nur eine ganz geringe Abschwächung dieser übrig gebliebenen subjectiven Gehörsempfindung zu bewirken vermochte. Als bedingende Ursache der letzteren sah ich die jedenfalls vorhandene Unbeweglichkeit der Gehörknöchelchenkette und etwaige Veränderungen an den Labyrinthfenstern an und gab deshalb die fernere galvanische Behandlung auf.

In diesem Falle hatte mithin die Anode nur einen theilweisen Erfolg auszuüben vermocht; sie hatte zwei subjective Geräusche dauernd beseitigt, das dritte Geräusch aber unbeeinflusst gelassen.

Die Kathode, welche ich in diesem wie in vielen anderen hierher gehörigen Fällen auch methodisch angewendet hatte, war, wie vorauszusehen, keineswegs im Stande gewesen, die subjective Gehörssensation zu bannen.

Ich benutze diese Gelegenheit, um mich über einige Beobachtungen auszusprechen, welche Dr. Bärwinkel über die galvanische Behandlung des Ohrensausens veröffentlicht hat.[1] Zunächst begrüsse ich mit Vergnügen in diesen Mittheilungen eine Bestätigung der von Brenner gemachten, ihm von Anderen bestrittenen Angabe, dass gewisse krankhafte Gehörsempfindungen durch den galvanischen Strom nicht nur gedämpft, sondern auch auf die Dauer geheilt werden können. Wenn diese Fälle auch nicht sehr zahlreich wären, wie Dr. Bärwinkel zu glauben scheint, so würde das nicht hindern, diese Behandlungsmethode als eine höchst willkommene Bereicherung der Therapie anzuerkennen, da sie ein Leiden betrifft, welches nicht nur die Kranken, sondern auch die Aerzte zur Verzweifelung zu treiben pflegt. Uebrigens scheint mir die von Dr. Bärwinkel gemachte Erfahrung den von ihm gezogenen Schluss, dass „das Resultat der elektrischen Behandlung bei der Hyperästhesie des Nervus acusticus, dem Ohrensausen, wenig günstig“ sei, keineswegs zu rechtfertigen. Unter der sehr geringen Anzahl von nur sechs Fällen, welche er behandelte, gelangte Einer zur vollkommenen Heilung. Bei der ausserordentlichen Häufigkeit des in Rede stehenden Leidens wäre es ein wahrhaft glänzendes Resultat zu nennen, wenn der sechste Theil aller dieser Leidenden geheilt werden könnte!

Dr. Bärwinkel's Erfahrungen sind übrigens, ebensowenig wie alle anderen von Alters her veröffentlichten Beobachtungen bei Gehörleiden, geeignet, zur Controle der von Brenner und mir gemachten Angaben zu dienen, da er sich weder der Brenner'schen Untersuchungsmethode, noch der zu regelrechter Ausführung der auf diese construirten Behandlung unerlässlichen Vorrichtungen bedient hat. Zunächst identificirt er das Ohrensausen mit der Hyperästhesie des Nerv. acusticus. Derjenige Zustand aber, den Brenner Hyperästhesie des Hörnerven genannt hat, ist keineswegs gleichbedeutend mit dem Ohrensausen. Letzteres ist allerdings ein sehr häufiges Symptom der Hyperästhesie des Nerven, aber diese letztere kommt auch vor, ohne dieses Symptom im Gefolge zu haben, und nicht

[1] Archiv der Heilkunde von Prof. Dr. E. Wagner. Leipzig 1868, 9. Jahrg. 5. Heft. pag. 476 und 477.

minder kommt das Ohrensausen ohne Hyperästhesie des Nerven vor. Ein grosser Werth der Brenner'schen Untersuchungen liegt gerade darin, dass er gelehrt hat, die Differentialdiagnose der äusserst verschiedenen Arten nervösen Ohrensausens, sowie deren Unterscheidung von nicht nervösem Sausen festzustellen oder anzubahnen. Dieselbe liegt in der Feststellung des Zustandes des Hörnerven, wie er sich dem elektrischen Reiz gegenüber manifestirt, kurz in der Reactionsformel des Hörnerven auf den constanten Strom. Dass die Angabe Bärwinkel's, ob das Ohrensausen rheumatischen, catarrhalischen oder cerebralen Ursprunges sei, keine Differentialdiagnose dieses Leidens sei, ist selbstverständlich, denn alle jene und andere Ursachen können unter Umständen ganz denselben Zustand im Hörnerven hervorrufen. Rheumatisches Ohrensausen ist ebensowenig eine exacte Diagnose als etwa Surditas scarlatinosa und dergleichen.

Auf Grund der von Brenner festgestellten Thatsachen, die ich durch meine umfangreichen Erfahrungen nur bekräftigen kann, muss die Feststellung der Reactionsformel des Hörnerven auf den elektrischen Reiz als ganz unerlässliche Bedingung für die elektrische Untersuchung und Behandlung des Gehörorganes gelten. In den Bärwinkel'schen Fällen ist ja gar nicht festgestellt, ob der Hörnerv überhaupt leidend war. Die ungeheilt gebliebenen Fälle waren vielleicht solche, von denen eine exacte elektrische Untersuchung nachgewiesen hätte, dass die elektrische Behandlung gar keine Aussicht auf Erfolg bot.

Ich muss daher die Beobachtungen derjenigen, welche wie Schulz, Benedikt, Bärwinkel, sich nicht die Mühe gaben, die Formel der Hörnervenreaction vor Allem festzustellen, für unverwerthbar und zu Schlussfolgerungen ungeeignet halten. Die Untersuchung der Hörnerven nach der Brenner'schen Methode halte ich für ebenso erforderlich bei der Behandlung von Gehörkrankheiten, als die Inspection des Trommelfelles und die Untersuchung der Eustachi'schen Röhre. Ja es muss zugestanden werden, dass in gewissen Fällen die Untersuchung der letzteren Organe geringeren Aufschluss über die Natur des Leidens giebt, als die elektrische Untersuchung.

Was nun aber die Methode der Behandlung betrifft, so wird

sich Dr. Bärwinkel durch Einsicht in Brenner's Werk[1] überzeugen können, dass letzterer keineswegs die Anode als die unfehlbare Panacee gegen Ohrensausen empfiehlt. Er selbst hat bereits eine ganze Klasse dieses Leidens aufgestellt, welche mit der Kathode zu behandeln sei, und hierzu werde ich in dem Folgenden einige weitere sehr schlagende Erfahrungen beibringen. Sehr möglich, dass zu den von Brenner gefundenen Arten von Sausen in der Folge sich noch solche finden werden, welche sich dem galvanischen Strome gegenüber in noch anderer Weise verhalten. Dies würde nur weitere Bestätigungen der Brenner'schen Angaben involviren, und man wird dieselben als willkommene und erwartete Erweiterungen, keineswegs als Widerlegungen anzusehen haben. Sehr möglich also, ja wahrscheinlich sogar, dass es eine Art giebt, welche dem in beliebiger Richtung durch das Ohr geleiteten Strome weicht. Dass aber der von Bärwinkel beschriebene Fall die Existenz dieser Art beweise, muss ich in Abrede stellen. Ein Blick auf die von Brenner und mir publicirte Casuistik lehrt, dass KaO denselben nur quantitativ geringeren Einfluss hat als AS, und AO denselben wie KaS. Die Oeffnung der Kette selbst bei sehr geringer Stromstärke kann in gewissen Fällen das durch AS beseitigte Sausen wieder hervorrufen. Also, da Bärwinkel ohne die von Brenner gebrauchten Cautelen gearbeitet hat, kann man gar nicht wissen, ob bei Einwirkung der Kathode es nicht gerade die Oeffnung der Kette war, welche das Sausen beseitigte, und ob in den Fällen, wo, wie er sagt, die Anode erfolglos applicirt wurde, dies nicht daran lag, dass AO das durch AS gedämpfte Sausen wieder hervorrief.

Man sieht, es ist überhaupt vollkommen inexact, davon zu sprechen, die Anode oder die Kathode habe diesen oder jenen Einfluss auf das Sausen. Dies wird schon durch die Formel der Hörnervenreaction bewiesen. Die unerlässliche Feststellung derselben ist auch sehr geeignet, die Garantie zu bieten, dass von Seiten des Beobachters die erforderliche Virtuosität und Gewissenhaftigkeit angewendet worden sei.

[1] loc. cit. pag. 216.

Wo man untersuchen kann, soll man untersuchen und nicht blos „probiren“.

Siebzehnte Beobachtung. — Herr August Fr. . ., 45 Jahre alt, Kohlenhändler, ist seit ungefähr 15 Jahren schwerhörig und leidet seit 4 bis 5 Jahren beiderseits an Brausen in den Ohren und ausserdem noch in der Scheitelgegend.

Die Inspection ergab beiderseits matte, graue Trommelfelle; nur die hinteren oberen Quadranten waren noch etwas durchscheinend. Rechts war unterhalb des Umbo noch ein schwacher Lichtglanz vorhanden, links fehlte jeder Lichtreflex. Beiderseits zog vom Processus brevis intermediär durch die hinteren Quadranten ein grauweisslicher Streifen, welcher die hintere untere Peripherie erreichte und von da sich längs der vorderen unteren und oberen Peripherie hinzog. Tuben durchgängig und ebenso wie die Paukenhöhlen frei von Rasselgeräuschen. — Kopfknochenleitung subjectiv und objectiv beiderseits gleich. Nach der Luftdouche mit Hülfe des Catheters will Patient die Stimmgabel links lauter als rechts hören; objectiv war kein Unterschied wahrzunehmen. — Hörweite: rechts: RU beim Berühren der Ohrmuschel, links: RU 1″; für sehr laute Sprache rechts 1″, links 2″. Nach längere Zeit fortgesetzter Catheterisirung hob sich rechts die Hörweite auf 1″ RU und links auf 2 bis 3″, für laute Sprache rechts auf 7″, links auf 9″. Das subjective Brausen wurde nicht beeinflusst oder in seinem Character verändert.

Am 24. April 1868 untersuchte ich den Kranken galvanisch und erhielt bei der gewöhnlichen Application der Elektroden folgende Formeln:

Rechtes Ohr.	Linkes Ohr.
II bis VIII El. 9 L. KaS : —.	II bis VIII El. 2 L. KaS : —.
VIII El. 10 L. KaS : Si′.	VIII El. 3 L. KaS : Si′.
KaD: Si ∞.	KaD: Si ∞.
KaO: —.	KaO: —.
AS : —.	AS : —.
AD: —.	AD: —.
AO: si′>.	AO: si′>.

In der zweiten Sitzung wurde je eine Elektrode auf einen Processus mastoideus aufgesetzt. Wurde nun die Kette geschlossen, so reagirte jedesmal bei Schliessung der Kette und während der Stromesdauer dasjenige Ohr, dessen Zitzenfortsatz mit der Kathode, und bei Oeffnung der Kette dasjenige, dessen Zitzenfortsatz mit der Anode armirt war, jedoch erst bei einer Stromstärke von IX El. 10 L. und mit verschiedenem Character der Sensation; es wurde nämlich im rechten Ohre Klingen, im linken dagegen Singen gehört. Bei dieser Application der Elektroden wurde jedesmal Schwindel mit Neigung des Kopfes nach der Seite hin beobachtet, welche der Anode entsprach.

In der dritten Sitzung wurde wieder eine Elektrode einmal in das rechte Ohr eingesenkt und die zweite Elektrode mit der rechten Hand festgehalten; das andere Mal in derselben Weise das linke Ohr und die linke Hand bewaffnet. Ich steigerte die Stromstärke bis auf X El. 10 L. und erhielt dieselbe Formel und der Character der Reaction änderte sich nicht.

Hierauf applicirte ich die sog. Handelektrode auf den Nacken und drückte in die beiden Gehörgänge zwei gleich lange und gleich starke Schwammelektroden, in welche auf die oben beschriebene Weise die Ohrelektrode getheilt worden war. Da bei dieser Anordnung der Elektroden jeder der beiden Hörnerven nur mit halber Stromesdichte getroffen wurde, so musste die Stromstärke gesteigert werden und zwar bis auf X El. 3 bis 5 L., d. h. bei X El. 3 L. reagirte zunächst nur das rechte Ohr, bei X El. 5 L. gleichzeitig auch das linke Ohr in denselben Momenten und mit gleichen Klangsensationen. Der Veranschaulichung halber lasse ich die Formeln folgen.

Rechtes Ohr.		Linkes Ohr.
X El. 3 L.	KaS : Si′.	X El. 3 L. —.
	KaD : Si ∞.	—.
	KaO : —.	—.
	AS : —.	—.
	AD : —.	—.
	AO : si′>.	—.

Rechtes Ohr.	Linkes Ohr.
X El. 5 L. KaS : Si′.	X El. 5 L. Si′.
KaD: Si ∞.	Si ∞.
KaO: —.	—.
AS: —.	—.
AD: —.	—.
AO: si′>	si′>.

Wurde die Elektrode B statt in den Nacken in eine der beiden Hände applicirt, während in die Gehörgänge die getheilten Schwammelektroden eingedrückt wurden, dann trat die gleichzeitige und gleichartige Reaction beider Hörnerven erst bei X El. 10 L. ein, während bei X El. 3 bis 9 L. nur im rechten Ohre die Klangsensation in den eben angegebenen Momenten wahrgenommen wurde.

Diese letzten beiden Versuche, sowie der in der zweiten Sitzung angestellte Versuch, bei welchem sich bei Steigerung der Stromstärke die Reaction des rechten Hörnerven zur Klangsensation erhob, während die Reaction des linken Hörnerven ihren Character nicht veränderte, lehrten, dass die Erkrankung (Hyperästhesie) des rechten Hörnerven einen etwas höheren Grad besass, als die des linken. Es stimmte also dieses Ergebniss vortrefflich mit den eben angegebenen Differenzen in der Functionsstörung beider Ohren, für welche die otiatrische Inspection eine Erklärung zu geben völlig ausser Stande war.

Das Ergebniss des ersten Versuches widerspricht scheinbar dem so eben Erörterten, denn damals bedurfte der rechte Hörnerv eine höhere Stromstärke zur Erregung als der linke. Dieser Widerspruch ist aber leicht zu lösen, denn da ich, wie ich gewöhnlich gethan, bei Galvanisirung des rechten Ohres die Elektrode B in die rechte, des linken Ohres in die linke Hand applicirte, so liegt es nahe, die im ersten Versuche zur Erregung des rechten Ohres erforderliche grössere Stromstärke auf den grösseren Leitungswiderstand zu beziehen, den die härtere Haut der rechten Hand darbot. Es folgt aber aus dieser Beobachtung die Lehre, dass man bei Vergleichung der Erregbarkeit beider Hörnerven behufs der Erlangung unzweideutiger Ergebnisse gut thut, den Ansatzpunkt der Elektrode B nicht zu wechseln.

In der That zeigte sich auch in einem ferneren Versuche, welchen ich an beiden Ohren anstellte, indem die Elektrode B beide Male in der rechten Hand ruhte, dass der linke Hörnerv unter diesen Umständen einer höheren Stromstärke zu seiner Erregung bedurfte, als der rechte. Das Ergebniss dieses Versuches war nämlich folgendes:

Elektrode B in der rechten Hand.

Rechtes Ohr.	Linkes Ohr.
VIII El. 9 L. KaS : —.	VIII El. 1 bis 14 L. KaS : —.
VIII El. 10 L. KaS : Si'.	VIII El. 15 L. KaS : Si'.
KaD: Si ∞.	KaD: Si ∞.
KaO: —.	KaO: —.
AS : —.	AS : —.
AD: —.	AD: —.
AO: si'>.	AO: si'>.

In der fünften Sitzung führte ich den von Brenner[1] angestellten 17. Versuch aus. Die beiden gleich langen und gleich starken Schwammelektroden a a, in welche die Elektrode A getheilt ist, sind in die Gehörgänge eingesenkt, Elektrode B ist im Nacken placirt. Bei X El. 5 L. reagirten beide Hörnerven in der oben angegebenen Weise. Je mehr ich nun die Elektrode B in Absätzen dem rechten Ohre näherte, desto schwächer reagirte dieses Ohr, desto stärker das linke. Nachdem ich endlich die Elektrode B auf den rechten Processus mastoideus aufgesetzt hatte, reagirte das rechte Ohr im Sinne der Elektrode B, also umgekehrt wie früher, während das linke fortfuhr, im Sinne der anderen Elektrode zu antworten. Es zeigte sich nämlich:

	Rechtes Ohr.	Linkes Ohr.
	Elektrode a im Gehörgange. Elektrode B auf dem Proc. mast.	Elektrode a im Gehörgange.
Schliessung in der Richtung, dass a a die Kathode bilden:	—.	Si'.
Stromesdauer:	—.	Si ∞.
Oeffnung:	si'>.	—.

[1] loc. cit. pag. 100 und 101.

	Rechtes Ohr.	Linkes Ohr.
Schliessung in der entgegengesetzten Richtung:	Si'.	—.
Stromesdauer:	Si ∞.	—.
Oeffnung:	—.	si'>.

Näherte sich dagegen die Elektrode B vom Nacken aus dem linken Ohre, so verhielt sich das linke Ohr ganz in gleicher Weise, wie ich dies eben vom rechten angegeben habe. Ruhte endlich die Elektrode B auf dem linken Processus mastoideus, dann reagirte das linke Ohr wiederum umgekehrt als das rechte, aber nicht mehr im Sinne der Elektrode a, wie vorher, sondern im Sinne der Elektrode B. Es ergab sich nämlich:

	Rechtes Ohr. Elektrode a im Gehörgange.	Linkes Ohr. Elektrode a im Gehörgange. Elektrode B auf dem Proc. mast.
Schliessung in der Richtung, dass a a die Kathode bilden:	Si'.	—.
Stromesdauer:	Si ∞.	—.
Oeffnung:	—.	si'>.
Schliessung in der entgegengesetzten Richtung:	—.	Si'.
Stromesdauer:	—.	Si ∞.
Oeffnung:	si'>.	—.

Die Erklärung für diese auf den ersten Anschein höchst auffallende Reaction, welche den Anfänger leicht verwirren kann, hat Brenner am angeführten Orte gegeben.

Der Kranke, bei welchem ich die vorstehend mitgetheilten Versuche angestellt habe, litt ausser dem Ohrenbrausen auch noch an Brausen in der Scheitelgegend, also an Ohren- und Kopfbrausen. Die Beseitigung dieser Geräusche verursachte mir nach verschiedenen Richtungen hin sehr grosse Mühen und erforderte meine ganze Geduld. Die Geräusche in den Ohren verschwanden bei der gewöhnlichen Application ber Elektroden jedesmal während AD, allein beim Ausschleichen kehrten sie anfangs immer wieder. Die Schwankung von 2 L. auf 1 L. in meinem nebengeschlossenen Werstrheostaten war meistens zu gross, um die Wiederkehr des subjectiven Geräusches des betr. Ohres zu verhüten. Hatte ich glücklich, d. h. ohne Wiederkehr des subjectiven Brausens, die Stromstärke bis auf 1 L. vermindert, dann geschah es sehr häufig, dass es beim Abziehen der Elektrode B wieder auftrat. Diese übergrosse Empfindlichkeit des Kranken nöthigte mich nach einander alle anwendbaren Hülfsmittel in Thätigkeit zu versetzen und machte mir ganz besonders das Bedürfniss eines Rheostaten fühlbar, welcher, nach Siemens'schen Einheiten eingetheilt, vier Rollen besitzt, von denen die eine Rolle zehn einzelne solcher Einheiten enthält, wie ich solchen in der Einleitung zur Anschaffung für Elektro-otiatriker empfohlen habe. Vergl. oben pag. 6.

Noch grössere Schwierigkeiten bot die Beseitigung des Kopfbrausens. Ich habe viele vergebliche Versuche in dieser Beziehung angestellt, aber endlich doch eine Art der Application der Elektroden gefunden, bei welcher es mir jedesmal gelang, auch dieses Brausen zu beseitigen. Ich setzte nämlich die getheilten Schwammelektroden a a an die beiden Seiten der Zungenspitze an, während Elektrode B im Nacken ruhte, und diese letztere die Kathode, jene aber die Anode repräsentirten.

In den Ohren und im Kopfe hatte sich bald nach den ersten Sitzungen das Brausen in Zischen oder Sausen umgewandelt; auch hatte das Kopfgeräusch seinen Ort verändert, namentlich seitdem die subjectiven Geräusche in den Ohren nach den Sitzungen erst nach immer längeren Pausen wiederkehrten und endlich für 3—4 Tage ganz schwiegen. Oder es waren gleichzeitig verschiedene Geräusche vorhanden, z. B. im ganzen Ober- und Hinterkopf Zischen und im linken Scheitelbein Sausen, während es in beiden Ohren stille war; oder aber in der oberen Hälfte des rechten Scheitelbeines Zischen und in der ganzen linken Kopfhälfte Summen bei völliger Ruhe in den Ohren; oder in der rechten Kopfhälfte Zischen, dagegen in der ganzen linken Kopfhälfte und zum linken Ohre heraus Sausen bei völliger Ruhe im rechten Ohre; oder in der rechten Kopfhälfte incl. rechtem Ohre Zischen und Sausen bei völliger Ruhe in der linken Kopfhälfte, und dergleichen Modificationen mehr.

Bei der oben angegebenen Application der Elektrode B und der Elektroden a a gelang es mir bisher jedesmal die vorhandenen verschiedenen subjectiven Geräusche während der Sitzung und für eine anfangs kleinere, später immer grössere Zeitdauer zu beseitigen.

Ich werde Gelegenheit nehmen, diesen Kranken, den ich fortbehandele, noch zu anderweitigen, bisher noch von Niemandem angestellten Untersuchungen zu benutzen, sobald ich Zeit dazu habe, welche indessen bei dem jetzt ausserordentlich starken Andrange von Gehörkranken immer schwieriger und nicht so bald, als ich dies wünsche, wird gefunden werden können. Die Ergebnisse dieser Untersuchungen behalte ich mir vor, später zu veröffentlichen.

Achtzehnte Beobachtung. — Wilhelm St. . ., 34 Jahre alt, Handarbeiter, will nach einer vor drei Jahren überstandenen Pneumonie schwerhörig geworden sein und Singen in den Ohren haben, rechts lauter als links.

Befund: Rechts: Kein Ohrenschmalz. Hammergefässe bedeutend injicirt und an dem hinteren Rande des Hammergriffes verlaufend. Im hinteren oberen Quadranten ein Lichtreflex und eine durchscheinende Stelle in dem sonst grauen und undurchscheinenden Trommelfell. Processus brevis und Manubrium mallei deutlich sichtbar, letzteres mässig verkürzt. Lichtkegel nur in der Mitte glänzend. Langer Ambosschenkel nicht sichtbar. Hörweite für die Repetiruhr 2″, für laute Sprache 7″. — Links: Ceruminalpfropf. Hörweite für die Repetiruhr 1″, für laute Sprache 4″. — Kopfknochenleitung subjectiv beiderseits gleich, objectiv links lauter. — Tuben beiderseits durchgängig. Keine Rasselgeräusche.

Nach der durch Einspritzen bewirkten Entfernung des Ohrenschmalzpfropfes hob sich die Hörweite für die Repetiruhr auf 2° 6″, für laute Sprache auf 3°. Das subjective Singen war verschwunden. Processus brevis und Manubrium mallei waren deutlich sichtbar; letzteres erschien etwas verkürzt. Der Lichtkegel war nur an der Spitze sichtbar. Die hinteren Quadranten waren mattgrau gefärbt, undurchscheinend. Die vorderen Quadranten wegen der einwärtsspringenden vorderen Gehörgangswand nicht zu sehen. Unter dem längere Zeit fortgesetzten Gebrauche der Luftdouche hob sich links die Hörweite bis auf 10″ für das Gehwerk meiner Uhr und für mittellaute Sprache bis auf 8°.

Das rechte Ohr, auf dessen Singen die Luftdouche ohne Wirkung blieb, wurde nunmehr galvanisch behandelt.

In der ersten Sitzung ergaben VI El. 20 L. folgende Formel:

KaS : Si′ (aber heller und höher als das subjective Singen).
KaD: Si ∞.
KaO: —.
AS : —.
AD: —.
AO: si′.

Also die Formel für einfache Hyperästhesie.

Sofort schritt ich zur Beseitigung der subjectiven Gehörsempfindung. Bei VI El. 1 L. bewirkte ich Anodenschliessung und das subjective Singen war verschwunden; ich stieg während Anodenstromesdauer bis auf 5 L. und schlich dann in der angegebenen Weise ganz allmählig aus.

Vor der zweiten Sitzung gab Patient an, dass das Singen bald, aber schwächer als früher wiedergekehrt sei. Dasselbe Verfahren beseitigte sofort und, wie Patient vor der dritten Sitzung angab, für 24 Stunden das subjective Geräusch.

In der letztgenannten Sitzung genügten schon IV El. 910 L. zur Beseitigung des subjectiven Singens und kehrte dies abermals erst nach 24 Stunden und in noch schwächerem Grade wieder.

Nach ferneren drei Sitzungen, während welcher wie bisher wieder nur die Anode benutzt worden war, trat das subjective Singen nur zeitweilig auf, und nach noch weiteren zwei gleichartigen Sitzungen blieb es für immer verschwunden.

Nach jeder Sitzung gab Patient ungefragt an, dass er sich „sehr leicht im Kopfe fühle“.

Die Hörweite war nach Schluss der galvanischen Behandlung, nachdem sich Patient auf Verlangen noch während dreier Wochen mehrmals wöchentlich vorgestellt hatte, auf 5'' für das Gehwerk meiner Uhr und auf 5⁰ für mittellaute Sprache gestiegen.

Ausdrücklich zu bemerken wäre noch, dass in der Zeit, als das subjective Singen bereits auszusetzen anfing, die Formel für einfache Hyperästhesie erst bei höheren Stromstärken (VIII El. 110 L.) zu erzielen war und in der letzten Sitzung bei VIII El. 310 L. schon die Kathodenstromesdauer-Reaction zwar noch lange anhielt, aber während längerer Kathodenstromesdauer noch verschwand, und mithin die Formel sich der Brenner'schen Normalformel sehr näherte.

Neunzehnte Beobachtung. — Friedrich P . . . . ., 41 Jahre alt, Maurer. Seit vier Jahren ohne nachweisbare Ursache bedeutende Abnahme des Hörvermögens beiderseits; anfänglich nur links, später auch rechts Zischen.

Befund: Rechts normal, bis auf eine matte Stelle im hinteren oberen Quadranten, welche den langen Ambosschenkel zu sehen nicht gestattet. Die Repetiruhr wird nur beim Andrücken an die Ohrmuschel, laute Sprache nur 2'' weit gehört. — Links vollständig normales Trommelfell. Langer Ambosschenkel sowie der Steigbügel sichtbar. Hörweite für die Repetiruhr wie rechts, für laute Sprache 4''. — Die auf den Scheitel aufgesetzte tönende Stimmgabel wird subjectiv wie objectiv rechts lauter gehört.

Catheterismus änderte weder die Hörfähigkeit, noch die subjectiven Gehörsempfindungen. Ich schritt deshalb zur galvanischen Behandlung. Diese ergab mir bei der gewöhnlichen Application der Elektroden Folgendes:

Rechtes Ohr.		Linkes Ohr.	
VI El. 610 L.	KaS : Kl'.	VI El. 10 L.	KaS : Kl'.
	KaD: Kl ∞.		KaD: Kl ∞.
	KaO: —.		KaO: —.
	AS : —.		AS : —.
	AD: —.		AD: —.
	AO: kl'.		AO: kl'.

Beiderseits also dieselbe Formel, jedoch bei wesentlich verschiedenen Stromstärken; denn während der rechte Gehörnerv erst bei VI El. 610 L. die obige Reaction ergab, reagirte der linke bereits bei VI El. 10 L.

Die Anode bethätigte beiderseits ihre Wirksamkeit, d. h. sie beseitigte beiderseits das subjective Zischen bereits in der ersten Sitzung.

Sechs Tage nach dieser erschien Patient wieder und gab an, dass nach mehrstündlichem Verschwundensein der Gehörsempfindungen zunächst dieselben in stärkerem Grade wiedergekehrt wären, bald aber sich wieder vermindert hätten und zur Zeit schwächer als vor der ersten Sitzung vorhanden seien.

Die zweite Sitzung ergab dieselben Formeln, nur war die Sensation nicht Klingen (Kl), sondern Singen. Das beiderseits vorhandene schwache Zischen wurde wiederum durch die Anodenstromesdauer beseitigt und blieb nach späterer Angabe des Patienten drei volle Tage verschwunden; währenddem wollte Patient auch besser gehört haben. In Folge einer Durchnässung und Erkältung der Füsse aber trat das subjective Zischen nach jener dreitägigen Pause wieder in mässigem Grade ein. In der dritten Sitzung wurde dasselbe in der angegebenen Weise wiederum beseitigt, blieb nach derselben vier Tage lang verschwunden und kehrte dann noch schwächer zurück. Nach der vierten Sitzung erklärt Patient das subjective Geräusch nur zeitweilig gehört zu haben und nach der siebenten Sitzung blieb es ganz weg.

Die Hörfähigkeit für die Repetiruhr war nach dem Verschwinden der subjectiven Gehörsempfindungen unverändert geblieben, für mittellaute Sprache aber beiderseits um mindestens das Doppelte der bei der ersten Untersuchung gefundenen Entfernungen gestiegen. Patient gab zu meinem Leidwesen, weil er sechs Stunden von Leipzig entfernt wohnte, durch Beseitigung der lästigen Gehörssensationen befriedigt, die fernere galvanische Behandlung auf, welche letztere wohl allein im Stande gewesen wäre, noch weitere Besserung der Hörweite herbeizuführen.

Zwanzigste Beobachtung. — Otto R . . ., 22 Jahre alt, Kupferdrucker, litt vor zwei Jahren an einer Cerebro-spinal-meningitis und wurde in Folge davon vollständig taub. Er hörte bei der Aufnahme weder das Schlagen meiner Repetiruhr, noch die lauteste Sprache, letztere selbst nicht vermittelst eines Hörrohres.

Rechts: Processus brevis sichtbar, Manubrium nur angedeutet; Trommelfell sehr concav, verdickt, undurchscheinend, graugelblich und ohne Lichtkegel. — Links: Processus brevis und Manubrium mallei sichtbar; Trommelfell wie rechts. — Kopfknochenleitung rechts subjectiv und objectiv lauter als links. — Brausen in beiden Ohren, links jedoch stärker als rechts. — Der Catheterismus besserte weder das Hörvermögen noch das Brausen.

In der ersten galvanischen Sitzung gelang es, den rechten wie den linken Acusticus zur Reaction zu bringen und zwar in folgender Weise:

Rechtes und linkes Ohr.

X El. 1—9 L. Nichts.
X El. 10 L. KaS : Si.
KaD: si ∞.
KaO: —.
AS : —.
AD: —.
AO: —.

Selbst bei X El. 1110 L. trat eine Klangsensation bei Anodenöffnung nicht ein; wohl aber geschah dies beiderseits in der zweiten Sitzung bereits bei X El. 1 L. und zwar reagirte das rechte Ohr: AO: si'>, das linke Ohr: AO: si' ∞>, d. h. im linken Ohre dauerte das Singen etwas an Intensität abnehmend fort, hörte aber nicht auf. Um den Patienten mit dieser künstlich erzeugten Sensation nicht zu entlassen, bewirkte ich nach einiger Zeit wieder Kathodenschliessung mit sofort dieser nachfolgender Kathodenöffnung, welche letztere ohne Reaction gewesen war, und hiermit war das Singen auch wirklich verschwunden.

Man sieht aus dieser Beobachtung, dass die das Sausen dämpfende Einwirkung der Kathode auf der KaO beruhen kann, und in solchen wie in allen Fällen eine genaue Unterscheidung der verschiedenen Reizmomente für eine exacte Beobachtung unerlässlich ist.

In der dritten Sitzung ergaben X El. 1 L. links und rechts dieselben Reactionen, d. h. also auch rechts trat bei Anodenöffnung si'∞> ein. Hierauf prüfte ich die Reactionsfähigkeit der beiden Hörnerven gegen niedrigere Stromstärken. Bei einer solchen von VIII El. 1110 L. indessen reagirte der rechte Hörnerv in keiner Weise, wohl aber gelang es beim linken Gehörnerven mit der Stromstärke, welche VI El. 1 L. und IV El. 1 L. lieferten, und zwar ganz in der angegebenen Weise; dagegen trat bei II El. 1—1110 L. eine Reaction nicht ein.

In der vierten Sitzung wiederum dieselben Reactionsresultate. Ich wandte nunmehr die Behandlung gegen das subjective Brausen, und es gelang mir, dasselbe beiderseits durch Anodenstromesdauer zu beseitigen und bei vorsichtigem Ausschleichen auch nach Anodenöffnung verschwunden zu sehen.

Vor der fünften Sitzung gab Patient an, dass seine subjectiven Gehörsempfindungen bald wiedergekehrt wären, links aber zuerst. Bei denselben Manipulationen erfolgte wieder Verschwinden des subjectiven Geräusches beiderseits und zwar, nach späterer Angabe des Patienten, für längere Zeit, aber wiederum mit früherer Wiederkehr desselben linker-, als rechterseits.

Nach der siebenten Sitzung, in welcher wiederum Verschwinden des subjectiven Brausens bewirkt worden war, war nach Verlauf einer Stunde nicht Brausen, sondern beiderseits Singen aufgetreten.

Nach der zehnten Sitzung war das subjective Singen rechterseits ganz verschwunden geblieben und gar nicht wiedergekehrt, während links nach mehrstündiger Ruhe nur ganz mässiges Singen sich wieder eingestellt hatte.

Von nun an wurde nur das linke Ohr galvanisch behandelt, und ich hatte die Freude, mit der fünfzehnten Sitzung das immer schwächer und nach immer längerer Ruhe erst wieder eingetretene subjective Singen gänzlich und auf die Dauer zu beseitigen.

Patient, höchst erfreut, von seinen „Quälgeistern" befreit zu sein, wurde mit der Weisung entlassen, bei etwaiger Wiederkehr subjectiver Gehörsempfindungen sich sofort wieder vorzustellen. Er kam jedoch deshalb nicht wieder; wohl aber kehrte er mehrere Monate nach der letzten Sitzung von selbst wieder, um nochmals seinen Dank über die glückliche Beseitigung der betr. Geräusche auszusprechen. Eine Besserung des Hörvermögens war indessen leider nicht erzielt worden.

Vorstehend mitgetheilter Fall bietet in so fern ein ganz besonderes Interesse dar, als das Resultat der galvanischen Behandlung hinsichtlich der Beseitigung der subjectiven Gehörsempfindungen ein völlig befriedigendes war und somit Prof. Dr. Moos' in Heidelberg Beobachtung bestätigt, welcher bei einem ähnlichen Krankheitsfalle die Beseitigung der betr. Gehörssensation und eine Besserung des Hörvermögens durch den constanten Strom erzielt hat, wie derselbe bei der nach Brenner's und meinem Vortrage in Dresden stattfindenden Debatte mittheilte.[1] Einen weiteren derartigen Fall habe ich nicht zu behandeln gehabt, der mitgetheilte zeigt jedoch, dass selbst unter solchen höchst ungünstigen Verhältnissen noch ein günstiges Resultat wenigstens in einer Beziehung zu erzielen ist.

Einundzwanzigste Beobachtung. — Carl Ferd. G...., 34 Jahre alt, Schuhmacher, leidet rechts seit 3 Jahren an Sausen und Schwerhörigkeit, links dagegen erst seit $1^1/_2$ Jahren.

Befund: Rechts: Kein Ohrenschmalz. Trommelfell ziemlich normal, nur ganz mässige Trübung desselben; der Lichtkegel matt, nur an der Spitze vorhanden. Langer Ambosschenkel nicht sichtbar. — Links: Kein Ohrenschmalz. Manubrium stark verkürzt. Trommelfell in den hinteren Quadranten intermediär grauweiss getrübt. Lichtkegel wie rechts. — Hörweite für meine Repetiruhr beiderseits Null, für sehr laute Sprache rechts 8", links 1⁰. — Kopfknochenleitung, vom Scheitel aus, subjectiv und objectiv rechts lauter als links. Beim Cathe-

[1] Siehe Schmidt's Jahrbücher der in- und ausländischen gesammten Medicin. 1868. Bd. 140. Nr. 10. pag. 137.

terismus zeigten sich die Tuben durchgängig, die Schwerhörigkeit und das Sausen aber dadurch unbeeinflusst.

Die beiden Hörnerven des Kranken reagirten auf den constanten Strom in folgender Weise:

Rechtes Ohr.	Linkes Ohr.
XIV El. 20 L. KaS : Si′.	XIV El. 40 L. KaS : Kl′.
KaD: Si∞ >.	KaD: Kl∞ >.
KaO: —.	KaO: —.
AS : —.	AS : —.
AD: —.	AD: —.
AO: si′.	AO: kl′.

Nachdem ich in der ersten Sitzung die vorstehenden Reactionsformeln schnell und sicher gefunden hatte, versuchte ich das Sausen durch die Anodenstromesdauer sofort zunächst im rechten und dann auch im linken Ohre zu beseitigen. Es gelang mir dies auch auf die gewöhnliche Weise und zwar so vollständig, dass eine zweite Sitzung nicht nöthig wurde: denn noch nach mehreren Wochen, während welcher ich den Patienten von Zeit zu Zeit noch sah, waren die subjectiven Gehörsempfindungen völlig verschwunden geblieben.

Solche rasche Heilungen gehören indessen zu den Seltenheiten; meist sind mehrere, oft eine grössere Anzahl galvanischer Sitzungen nothwendig.

Ich sehe davon ab, noch weitere derartige Resultate der galvanischen Behandlung der bei der einfachen Hyperästhesie auftretenden subjectiven Gehörsempfindungen hier mitzutheilen, obschon mir noch mehrere derselben zu Gebote stehen. Nur eins will ich noch erwähnen, dass es mir nämlich keineswegs in allen Fällen von subjectiven Gehörssensationen, bei denen der constante Strom die Formel der einfachen Hyperästhesie ergab, gelang, jene Geräusche auch bleibend und auf die Dauer zu beseitigen, obschon ich bei diesen Fällen wenigstens in jeder Sitzung die betr. Geräusche für einige Zeit zum Schweigen gebracht hatte. Kehren nach jeder Sitzung die subjectiven Geräusche immer in gleicher Stärke wieder, dann ist keine Aussicht auf dauernde Beseitigung jener vorhanden. Vermindern sie sich aber nach jeder Sitzung an Intensität und kehren sie erst nach kürzerer oder längerer Zeit wieder, dann führen Beharrlichkeit und Ausdauer sicherlich noch zum erwünschten Ziele.

In allen den bisherigen Fällen von einfacher Hyperästhesie hat die Anode niemals ihre Dienste versagt; ich habe nicht nach dem Pole suchen müssen, welcher die subjectiven Geräusche beseitigte; es konnte nur der positive Pol sein und er war es auch.

Bevor ich zu der Besprechung der einfachen Hyperästhesie mit qualitativer Veränderung der Formel übergehe, gestatte ich mir zu erwähnen, dass ich zwei Beobachtungen bereits vor der Zeit gemacht hatte, ehe ich von den gleichen Beobachtungen des Dr. Brenner[1] eine Kenntniss erlangt hatte, und die diese letzteren deshalb bestätigen. Ich meine die **Coincidenz central oder intracraniell bedingter paretischer oder paralytischer Störungen im Bereiche des Sehorganes mit der Reaction des Hörnerven in der Formel der einfachen Hyperästhesie auf den constanten galvanischen Strom.**

Die eine dieser von mir gemachten Beobachtungen werde ich in Folgendem mittheilen:

Zweiundzwanzigste Beobachtung. — Gottlob Sch...., 43 Jahre alt, Tagelöhner, war 7 Wochen vor seiner ersten Vorstellung in meiner Poliklinik von einem Pferde an die rechte Kopfseite geschlagen worden. In Folge davon war Patient eine Zeit lang bewusstlos geworden und hatte darauf acht Tage lang an heftigem Schwindel gelitten, sodass er sich ohne Stützpunkt nicht aufrecht erhalten konnte. Unmittelbar nach erhaltenem Hufschlage war eine geringe Blutung aus dem rechten Ohre erfolgt, Schmerzen aber in demselben waren nicht aufgetreten. Mit dem Beginn des Schwindels waren Strabismus convergens des rechten Auges mit Doppeltsehen, sowie Schwerhörigkeit mit Sausen rechts eingetreten.

Bei der Aufnahme war die obere Wand des knöchernen Gehörgangsabschnittes geröthet. Processus brevis und oberer Theil des Manubrium mallei waren nicht deutlich sichtbar, weil diese Gegend sowie der betr. angrenzende Theil der oberen

[1] loc. cit. pag. 193 etc.

Gehörgangswand von einer schwärzlichen Masse bedeckt waren. Nachdem die betr. Auflagerung durch Ausspritzen entfernt worden war, sah ich den kurzen Fortsatz und den Hammerhandgriff ganz deutlich, und circa 2 Linien oberhalb des ersteren eine schmale, mässig vertiefte, horizontal verlaufende, geröthete Stelle, jedenfalls die Quelle der früher aufgetretenen Blutung. Das Trommelfell war bis auf den Lichtkegel, welcher schmal und verwaschen erschien, normal. — Linkes Ohr normal. — Die Stimmgabel wurde objectiv und subjectiv links lauter als rechts gehört. — Die Hörweite des rechten Ohres betrug $^1/_2$'' Repetiruhr und 10'' laute Sprache. Catheterismus und Luftdouche vermochten weder die Hörfähigkeit zu bessern, noch das subjective Sausen zu ändern.

Ich schritt deshalb zur galvanischen Untersuchung. Das linke Ohr reagirte erst bei X El. 1110 L. in der Normalformel; dagegen trat seitens des rechten Ohres bei der gewöhnlichen Application der Elektroden bereits bei VIII El. 10 L. Reaction ein und zwar in folgender Weise:

Rechtes Ohr.

II El. bis VIII El. 1—9 L. KaS : —.
VIII El. 10 L. KaS : Pf' (Pfeifen).
KaD: Pf∞.
KaO: —.
AS : —.
AD: —.
AO: pf'>.

Also die Formel der einfachen Hyperästhesie.

Da während der ersten Sitzung die Anodenstromesdauer trotz mehrfacher Wiederholung des Versuches keine beruhigende Wirkung auf die subjective Gehörsempfindung ausgeübt hatte, so richtete ich mein Heilbestreben vielmehr gegen das den Kranken sehr quälende Doppeltsehen und applicirte in der zweiten und den ferneren Sitzungen die Elektrode B am äusseren Augenwinkel, während Elektrode A im Ohre blieb. Ich erhielt auch bei dieser Stellung der Elektroden die obige Formel und zwar anfangs bei VIII El. 10 L., später auch bei VIII El. 1 L. Ich bewirkte nun mehrmals in der Weise Schliessungen der

Kette, dass die am Augenwinkel applicirte Elektrode der Kathode, die Ohrelektrode dagegen der Anode entsprach, und hiernach ergab sich folgendes Resultat: das Doppeltsehen war verschwunden und das subjective Sausen hatte sich bedeutend gemindert, war aber nicht ganz verschwunden.

Vor den ferneren galvanischen Sitzungen gab Patient an, dass zunächst nach einer halben Stunde, später nach Verlauf einer, endlich mehrerer Stunden das Doppeltsehen wiedergekehrt sei, das Sausen aber in geringerem Grade als früher fortbestehe.

Nach der neunten Sitzung war das Doppeltsehen gänzlich und auf die Dauer beseitigt und damit auch der Strabismus convergens. Eine weitere Beeinflussung der subjectiven Gehörssensation konnte nicht wahrgenommen werden, wohl aber hatte sich das Hörvermögen des rechten Ohres bis auf 18″ für die Repetiruhr und auf 2^{0} für laute Sprache gehoben.

Patient wurde nunmehr einige Wochen mit Jodkalium erfolglos behandelt. Das Doppeltsehen blieb verschwunden.

Ich enthalte mich aller weiteren Bemerkungen über diesen jedenfalls sehr interessanten Fall. Für die Coincidenz der angegebenen Störungen im Bereiche des Sehorganes mit gleichzeitig abnormer Reaction des Hörnerven (einfache Hyperästhesie) gegenüber dem constanten Strom ist er ein deutliches Beispiel.

Hyperästhesie mit qualitativer Veränderung der Formel. — Ich habe eine ziemlich grosse Menge von Fällen zu beobachten gehabt, bei welchen die Formel der einfachen Hyperästhesie nicht rein auftrat, sondern dadurch complicirt war, dass auch bei Anodenschliessung oder bei dieser und bei Anodenstromesdauer Reactionen auftraten; nur sehr selten beobachtete ich ausserdem auch noch eine bei Kathodenöffnung auftretende Reaction. Am häufigsten zeigte sich bei Anodenschliessung eine von den bei KaS, KaD und AO auftretenden Klangsensationen verschiedene Klangempfindung, welche entweder sofort wieder verschwand, oder aber auch während Anodenstromesdauer noch kürzere oder längere Zeit anhielt, ja sogar unendlich wurde, und erst bei Anodenöffnung wieder verschwand. Immer jedoch zeigten die Reactionen bei AS, AD und resp. bei KaO einen von den bei KaS, KaD und AO auftretenden Gehörssensationen verschiedenen Character. War z. B. bei KaS, KaD und AO ein Singen oder Klingen oder Glockenschlagen aufgetreten, so war die Reaction bei AS z. B. ein Flötenton oder ein Zischen oder ein Pfeifen etc., und selbst dann, wenn in allen angegebenen Reizmomenten vom Patienten ein Klingen als Reactionssensation angegeben wurde, so war gleichwohl der Character desselben bei AS, AD und resp. KaO ein anderer, entweder ein entferntes oder ein unangenehmes, schrillendes Klingen.

In den Fällen, wo die anomale Anodenschliessungsdauer-Reaction ebenfalls unendlich ist, sind gar nicht so selten die anomalen Reactionen intensiver oder entsprechen höheren Stufen der von Brenner aufgestellten Scala der Gehörssensationen, als die bei KaS, KaD und AO auftretenden. Es sind dies solche Fälle, welche zu der Umkehr der einfachen Hyperästhesie mit qualitativer Veränderung dieser Formel sich hinneigen. Man beachte deshalb immer bei solchen anomalen Reactionsformeln die verschiedenen Intensitätsgrade oder die Qualität der Gehörssensationen hinsichtlich der Stufe, welche sie in der galvanischen Gehörssensationsscala einnehmen. Die Berücksichtigung dieser Verhältnisse hat mir nicht selten gute Dienste geleistet.

Dreiundzwanzigste Beobachtung. — Carl Gottl. W...., 58 Jahre alt, Leinweber, ist in Folge von Scarlatina schon seit dem fünften Lebensjahre auf beiden Ohren schwerhörig und hat seitdem Otorrhoe beiderseits. Wie viele Jahre das subjective Sausen beiderseits bestand, wusste Patient nicht anzugeben.

Befund: Rechts: Eiter im Gehörgang, nach dessen Entfernung sind Processus brevis und Manubrium mallei nicht sichtbar. Trommelfell verdickt, graugelblich. Im vorderen unteren Quadranten eine kleine Kalkeinlagerung. Der hintere Quadrant fehlt zum grössten Theil. Paukenschleimhaut ziemlich stark hyperämisch. — Links: Eiter im Gehörgange. Nach Ausspritzen Processus brevis sichtbar, Manubrium nicht zu erkennen. Trommelfell wie rechts. Nahe dem Centrum desselben eine stecknadelkopfgrosse Perforation. — Hörweite beiderseits Null für die Repetiruhr und 8″ für sehr laute Sprache.

Der Kranke wurde neben der entsprechenden Behandlung einer galvanischen Untersuchung unterzogen und hierbei ergaben sich folgende Formeln:

Rechtes Ohr.	Linkes Ohr.
IV El. 1 L. KaS : Gl′ (Glockenlauten).	IV El. 1 L. KaS : Kl′.
KaD: Gl ∞.	KaD: Kl ∞.
KaO: —.	KaO: —.
AS : Z (Zischen).	AS : —.
AD: z>.	AD: —.
AO: gl′.	AO: kl′.

Bei späteren Untersuchungen reagirten beide Hörnerven schon bei II El. 1110 L. in denselben Formeln. Bei den geringeren Stromstärken blieben seitens des rechten Hörnerven zunächst die AS- und AD-reaction und bei noch niedrigeren sodann auch die AO-reaction aus.

Als Zeichen der vorhandenen Perforationen traten gleichzeitig mit obigen Formeln selbst bei diesen niedrigen Stromstärken Gesichtszuckungen auf in Folge der Reizung des Nervus facialis.

Durch die entsprechende Anodenstromesdauer wurde beiderseits in jeder der Sitzungen das subjective Sausen zum Verschwinden gebracht, kehrte aber immer nach einiger Zeit wieder.

In der sechsten Sitzung, vor welcher Patient angab, dass sich sein Sausen in Singen verwandelt habe, wurde auch diese veränderte subjective Gehörsempfindung durch die Anode beseitigt und nach der Sitzung fiel dem Patienten wie den übrigen Anwesenden das bedeutend gebesserte Hörvermögen auf. Er hörte rechts die Repetiruhr und laute Sprache 2^0 weit, links erstere 5″, laute Sprache aber 18″.

In der siebenten Sitzung reagirte bei IV El. 1 L. das rechte Ohr ganz in derselben Formel, wie das linke, d. h. die Reactionen bei AS und AD traten nicht ein. Dasselbe fand in den folgenden Sitzungen Statt.

Nach der zwölften Sitzung, mit welcher Patient die Behandlung wegen Ende seines durch die Messe bedingten hiesigen Aufenthalts aufgab, hatte sich die Hörweite des rechten Ohres auf 5^0 für die Repetiruhr und auf 6^0 für laute Sprache gehoben. Die Hörweite des linken Ohres dagegen hatte sich für die Uhr nicht und für laute Sprache nur bis auf 1^0 gebessert. Die subjective Gehörsempfindung war nicht auf die Dauer zu beseitigen gewesen.

Vierundzwanzigste Beobachtung. — Carl Sp. . . . ., 45 Jahre alt, Oberschaffner, hatte bereits vor 12 Jahren für einige Zeit an mässiger Schwerhörigkeit gelitten, welche sich aber wieder verloren hatte. Seit einem halben Jahre ist er wieder schwerhörig mit Brausen auf dem linken Ohre und starker Eingenommenheit des ganzen Kopfes. — Hörweite rechts 4″, links 1″ RU (Repetiruhr), rechts $2^1/_2{}^0$, links 1^0 laute Sprache. — Rechtes Ohr bis auf den fehlenden Lichtkegel fast normal. Im linken Ohre ein Ohrenschmalzpfropf. Nach Entfernung desselben hob sich die Hörweite bis auf 10″ RU und 5^0 laute Sprache, das Brausen aber dauerte fort und liess sich auch durch die Luftdouche nicht ändern; rechts dagegen steigerte dieselbe das Hörvermögen auf 14″ RU und 8^0 laute Sprache.

Bei der galvanischen Untersuchung ergab rechterseits bei X El. 1110 L. KaS: keine Reaction; erst nach der Wendung nach längerer Anodenstromesdauer erhielt ich die Normalformel mit Klingen. Das linke Ohr dagegen reagirte bereits bei niedrigerer Stromstärke und zwar in folgender Formel:

Linkes Ohr.

VIII El. 9 L. KaS : Gl′.
KaD: Gl ∞.
KaO: —.
AS : Smm (Summen).
AD: Smm>.
AO: gl′.

Bei VIII El. 4 L. blieben die AS- und AD-Reaction aus. Nach entsprechender Einwirkung der Anodenstromesdauer und Ausschleichen war das subjective Brausen gänzlich verschwunden und der Kopf völlig frei, „wie nach einer Begiessung mit kaltem Wasser oder einem kalten Bad“.

Bei der nach der Sitzung angestellten Prüfung der Hörweite war dieselbe rechts: 13° RU und 10° laute Sprache, links: 8° RU und 5° laute Sprache.

Nach zwei Monaten stellte sich Patient wieder vor. Das Brausen war verschwunden geblieben. Bei der vorgenommenen galvanischen Untersuchung des linken Ohres ergaben VIII El. 9 L. fast die Normalformel, nur war KaD-Reaction noch von ziemlich langer Dauer, verschwand aber doch noch vor Kathodenöffnung.

Nach ferneren zwei Monaten war das Brausen ebenfalls noch verschwunden geblieben und erst bei X El. 1 L. reagirte der linke Hörnerv in der Normalformel. Die Hörweite hatte sich beiderseits für laute Sprache auf 13° gehoben, war aber für die Repetiruhr die frühere geblieben.

Fünfundzwanzigste Beobachtung. — Ida Kr. . . ., 18 Jahre alt, sehr scrofulös in den Kinderjahren. Vor 6 bis 7 Jahren Beginn von Sausen und Summen in beiden Ohren und bald darauf von Schwerhörigkeit, welche sich im Laufe der Jahre immer mehr steigerte. Später gesellte sich zu den bereits vorhandenen subjectiven Geräuschen noch Lauten. Bisweilen will Patientin neben den angeführten Geräuschen auch einen „lieblichen Gesang, wie schöne Trauerlieder“ hören.

Bei der Aufnahme machte sich zunächst Strabismus divergens des rechten Auges bemerkbar.

Rechtes Ohr: Kein Ohrenschmalz. Processus brevis vorstehend, Manubrium verkürzt. Von ersterem verläuft intermediär durch die ganz bläulich erscheinenden hinteren Quadranten bis zur hinteren unteren Peripherie ein weisslicher Streifen. Die vorderen Quadranten grauweisslich. Trommelfell undurchscheinend, ohne Lichtkegel. Nahe der vorderen unteren Peripherie eine kleine trichterförmige Vertiefung.

Linkes Ohr: Mässig Ohrenschmalz. Gehörgang etwas enger, als rechts. Processus brevis weniger vorstehend und Manubrium mehr verkürzt als rechts. Trommelfell wie weisslich überhaucht, mit sichelförmiger grauweisser Randtrübung, und mehr bläulicher Färbung des hinteren oberen Quadranten. Kein Lichtkegel. Hammergefässe injicirt.

Hörweite für Sprache und Repetiruhr beiderseits Null; Patientin hört auch die eigene Sprache nicht. Kopfknochenleitung subjectiv Null, objectiv beiderseits gleich, wenig laut. — Tuben durchgängig.

Nachdem durch Catheterismus und continuirliche Luftdouche eine Aenderung nicht erzielt worden war, untersuchte ich die Kranke galvanisch.

Die beiden Gehörnerven reagirten auf verschiedene Stromstärken, aber in gleicher Weise. Die nachstehend anzugebenden Formeln deuteten auf eine tiefe Erkrankung der acustischen Fasern.

Rechtes Ohr.	Linkes Ohr.
II El. 1110 L. KaS : —.	IV El. 1110 L. KaS : —.
IV El. 20 L. KaS : Si.	VI El. 10 L. KaS : Si.
KaD: si ∞.	KaD: si ∞.
KaO: kl.	KaO: kl.
AS : Kl.	AS : Kl.
AD: kl ∞.	AD: kl ∞.
AO: si>.	AO: si.

Links traten bei KaS Gesichtszuckungen, auf beiden Seiten dagegen bei AS und AD Chordareizung ein; bei der galvanischen Reizung des rechten Acusticus machten sich neben der während der genannten Reizmomente auftretenden Chordareizung noch Zuckungen in der Zunge bemerklich, welche linkerseits nicht zu beobachten waren.

Nach der ersten Sitzung will Patientin ihre eigene Sprache, aber links lauter als rechts, hören, desgleichen die Repetiruhr und die tönende Stimmgabel von den Zitzenfortsätzen aus.

Ich hatte Gelegenheit, die Kranke fast drei Monate lang zu beobachten und habe sie während dieser Zeit elfmal der Einwirkung des constanten Stromes ausgesetzt. Die Formeln blieben immer dieselben, nur reagirte von der vierten galvanischen Sitzung an das linke Ohr bereits bei IV El. 10 L., das rechte dagegen bei IV El. 1 L.

Nach der vierten Sitzung blieb für die Dauer von sechs Wochen der „liebliche Gesang“ in den Ohren gänzlich verschwunden und Patientin wollte die Repetiruhr beim Anlegen an das linke Ohr hören.

Nach der fünften Sitzung gab Patientin an, dass auch die übrigen oben angegebenen subjectiven Gehörsempfindungen verschwunden wären. Sie kehrten indessen bald wieder und waren auch durch die fernere galvanische Behandlung jedesmal nur für kurze Zeit zu beseitigen.

Von der achten bis elften Sitzung gab Patientin, während sich die Anode im linken Ohre befand, einen bitteren Geschmack im Munde an; von der neunten Sitzung an trat diese Geschmacksempfindung auch ein, wenn sich die Anode im rechten Ohre befand.

Sechsundzwanzigste Beobachtung. — Joh. G. M...., 49 Jahre alt, Kaufmann, leidet seit 5 Jahren beiderseits an heftigem Sausen und ziemlich bedeutender Schwerhörigkeit (9″ RU und 1⁰ laute Sprache beiderseits). An beiden Trommelfellen sichelförmige Randtrübungen. Die Hammerhandgriffe ziemlich stark verkürzt. Lichtkegel matt. Tuben sehr verengt.

Nachem die Tuben durch wiederholtes Einlegen von Bougies genügend erweitert worden waren, besserte sich zunächst das Hörvermögen, das Sausen aber bestand beiderseits unverändert fort. Nach längerer Anwendung der Luftdouche besserte sich das Sausen des linken Ohres sehr bedeutend, das des rechten Ohres aber nicht. Es wurde deshalb zunächst das rechte Ohr galvanisch untersucht.

Rechtes Ohr.

II bis VIII El. 109 L. KaS : —.
VIII El. 110 L. KaS : Gl′.
KaD: Gl ∞.
KaO: kl.
AS : Kl.
AD: Kl ∞.
AO: gl′>.

Die Formel blieb dieselbe, als ich die Stromstärke auf X El. 1 L. steigerte und dann wieder auf IV El. 1 L. verminderte.

Während Anodenstromesdauer verschwand das subjective Sausen, kehrte aber nach dem Ausschleichen sofort wieder, nur mit dem Unterschiede, dass Patient dasselbe nicht mehr in der Tiefe des Ohres, sondern mehr nach aussen gerückt hören wollte.

In der dritten Sitzung gelang es ebenfalls, das subjective Geräusch zu beseitigen, und blieb dasselbe nach dem Ausschleichen noch für kurze Zeit verschwunden, kehrte aber dann in derselben Heftigkeit wieder. Dasselbe Verhalten wurde auch nach den ferneren fünf Sitzungen beobachtet.

Vor der dritten Sitzung gab Patient an, dass er in dem linken Ohre neben dem jetzt schwächeren Sausen noch einen „Hummelton" höre. Ich untersuchte deshalb auch den linken Gehörnerven gegenüber dem constanten Strome und fand Folgendes:

Linkes Ohr.

II bis X El. 1 bis 4 L. KaS : —.
X El. 5 L. KaS : Gl′.
KaD: Gl ∞.
KaO : kl.
AS : Kl.
AD: kl ∞.
AO : gl′>.

Also ganz dieselbe Formel wie rechterseits, aber bei grösserer Stromstärke.

Später ganz dieselbe Reactionsformel bei VIII, VI, IV El. 1 L.

Der „Hummelton" verschwand zwar während Anodenstromesdauer, kehrte aber während des Ausschleichens wieder und war nicht ganz zu beseitigen. Dasselbe galt auch von dem schwachen Sausen des linken Ohres.

Vor der fünften Sitzung wollte Patient auch im rechten Ohre neben dem heftigen Sausen noch einen „Hummelton" hören. Nach der Sitzung gab Patient an, den „Hummelton" nicht mehr im rechten Ohre selbst, sondern hinter demselben zu hören, während derselbe Ton nach entsprechender Behandlung des linken Ohres vom Kranken als im Hinterkopfe bestehend angegeben wurde.

In der siebenten Sitzung war es gelungen, das subjective Sausen rechts zu beseitigen; nach elf Tagen war es noch nicht wieder eingetreten. Patient gab hierauf, da eine weitere Besserung der Hörfähigkeit des rechten Ohres nicht zu erzielen war, die fernere Behandlung auf. —

Von Mittheilung weiterer derartiger Fälle glaube ich absehen zu dürfen.

Umkehrung der Formel für einfache Hyperästhesie.[1] — Verhältnissmässig selten habe ich die völlige Umkehrung der Formel für einfache Hyperästhesie beobachtet. Einen solchen Fall habe ich bereits in der St. Petersburger medic. Zeitschrift. 1867. Bd. XIII veröffentlicht und lasse ihn aus dem oben angegebenen Grunde hier wieder abdrucken.

Siebenundzwanzigste Beobachtung. — Frau Wilhelmine Th. . . . ., 40 Jahre alt, stellte sich am 30. Juli 1867 zur Untersuchung vor und gab an, rechterseits bereits seit mehreren Jahren bedeutend schwerhörig zu sein, linkerseits dagegen erst seit 14 Tagen eine Abnahme des Gehörs bemerkt zu haben und ebendaselbst jetzt, wie schon längere Zeit rechterseits, Sausen zu verspüren.

Eine Ursache der Erkrankung liess sich nicht ermitteln.

Bei der Inspection ergab sich folgender Befund: Rechtes Ohr: Processus brevis mallei vorstehend, Manubrium etwas verkürzt. Das Trommelfell war durchscheinend und nur schwach grau angehaucht, die Concavität desselben war etwas grösser als in der Norm. Der lange Ambosschenkel war nicht sichtbar. Der Lichtkegel war nicht vollständig vorhanden und mehr nach hinten und unten, als nach vorn und unten gerichtet, also mehr senkrecht gestellt. Denken wir uns denselben in der Mitte seiner Höhe durch eine Horizontale in zwei Theile getheilt, ferner von dem so entstehenden vorderen Winkel dieser Theilungslinie

[1] Siehe Brenner loc. cit. pag. 199—201.

eine gerade Linie nach dem hinteren unteren Ende des Lichtkegels gezogen, so wird der durch jene Horizontale abgetrennte untere Theil in zwei einander gleich grosse Dreiecke getheilt, von welchen das hintere mit seiner Basis nach oben, das vordere mit seiner Basis nach unten gerichtet ist. Bis auf dieses letztere Dreieck, welches das Licht nicht reflectirte und ganz dunkel erschien, waren die ganze obere Hälfte und das hintere Dreieck der unteren Hälfte stark glänzend. — Aeusserer Gehörgang von normaler Weite, ohne Ohrenschmalz.

Linkes Ohr: Aeusserer Gehörgang sehr eng, namentlich die vordere Wand stark einwärts springend. Kein Ohrenschmalz. Processus brevis mallei sichtbar, Manubrium nur angedeutet. Der Lichtkegel war nur als ein kleines glänzendes Pünktchen an der Spitze sichtbar. Die unteren vorderen Theile des Trommelfelles waren wegen des erwähnten Einwärtsspringens der vorderen Gehörgangswand nicht zu sehen. Die Farbe und die Durchscheinendheit des der Inspection zugänglichen Theiles des Trommelfelles waren normal. Der lange Ambosschenkel war unsichtbar.

Die Hörweite für das Gehwerk meiner oben bezeichneten Uhr war eine sehr verschiedene; rechterseits wurde dasselbe nur bei leiser Berührung der Ohrmuschel, linkerseits dagegen noch in einer Entfernung von 2⁰ gehört. Rechts wurden laut gesprochene einzelne Worte in einer Entfernung von 1⁰ nachgesprochen, links dagegen wurde die Flüstersprache noch 4⁰ weit deutlich vernommen.

Vom Scheitel aus wurde das betreffende Gehwerk nicht gehört, die auf denselben aufgesetzte tönende Stimmgabel aber beiderseits gleich stark. Die objective Prüfung der Kopfknochenleitung ergab dasselbe Resultat.

Die Tuben erwiesen sich beim Catheterismus durchgängig und frei von Schleim.

Am 4. August 1867 wurde das rechte Ohr der Patientin zum ersten Male der Einwirkung des constanten galvanischen Stromes ausgesetzt. Die eine Elektrode befand sich im rechten Ohre, die zweite Elektrode in der rechten Hand.

Nachdem bei II bis X El. 1110 L. bei wiederholter Kathodenschliessung eine Reaction des rechten Gehörnerven nicht zu erzielen gewesen war, wurde mit X El. 1 L. Anodenschliessung bewirkt, jedoch wiederum ohne irgend eine Reaction. Erst bei X El. 110 L. Anodenschliessung stellte sich eine Reaction ein, welche auch während der Anodenstromesdauer anhielt, und es liess sich nunmehr folgende Reactionsformel des rechten Ohres feststellen:

Rechtes Ohr.

X El. 110 L. KaS : —.
KaD: —.
KaO: kl'.
AS: Kl.
AD: kl ∞.
AO: —.

Eine längere Zeit anhaltende Reaction bei KaO (etwa kl>), welche bei der einfachen Hyperästhesie bei AO häufig beobachtet wird, liess sich hier nicht constatiren.

In der zweiten Sitzung ergab dieselbe Stromstärke dieselbe Formel, nur hörte Patientin nicht Klingen (Kl), sondern Singen (Si). — In derselben Sitzung wurde nunmehr auch der linke Nervus acusticus zur Reaction zu bringen versucht, und es gelang bei derselben Stromstärke denselben Reactionsmodus wie rechts und ebenfalls in derselben Klangform (Si) zu erzielen.

Vor Beginn der dritten Sitzung gab Patientin an, dass das früher beiderseits vorhanden gewesene Sausen sich seit 24 Stunden beiderseits in ein schwaches Singen umgewandelt habe.

In der dritten Sitzung nun reagirten die beiden Gehörnerven auf den constanten galvanischen Strom in folgender Weise:

Rechtes Ohr.		Linkes Ohr.
X El. 110 L.	KaS : —.	X El. 110 L. —.
	KaD: —.	—.
	KaO: kl'.	si'.
	AS: Kl.	Si.
	AD: kl ∞.	si ∞.
	AO: —.	—.

Neben dem Singen in dem linken Ohre gab Patientin an, gleichzeitig noch einen schrillen Ton zu vernehmen, was aber neben dem Klingen im rechten Ohre nicht der Fall gewesen sei.

Bei KaS und KaD trat beiderseits das Gefühl eines Druckes nach innen ein, welches sonst von den Kranken mit Brenner'scher Normalformel nur bei AS und AD angegeben wird; dagegen machte sich bei AS und AD rechts wie links Chordareizung bemerklich.

Ich hielt es damals noch für unmöglich, in einem solchen Falle die beiderseits vorhandene subjective Gehörsempfindung durch den constanten Strom zu beseitigen und sah deshalb von weiteren Versuchen ab.

Achtundzwanzigste Beobachtung. — Pauline U....., 17 Jahre alt, Arbeiterin in einer Luxuspapierfabrik, stellte sich am 25. Februar 1868 vor und gab an, seit drei Monaten beiderseits schwerhörig zu sein und an Brausen, Singen, Lauten und Klingen, links jedoch lauter als rechts, zu leiden. Ursache soll eine Erkältung sein. Die sehr blutarme Kranke will perpetuirlich Schnupfen haben, doch zeigt sich die Nasenschleimhaut weder hyperämisch, noch geschwellt.

Beiderseits fehlte das Ohrenschmalz. Das rechte Trommelfell ist sehr schwach graulich, das linke dagegen schwach grauweisslich gleichmässig getrübt; beide sind matt und ohne Lichtkegel.

Hörweite rechts: 4'' RU, links: 1'' RU, für laute Sprache beiderseits 10''.

Kopfknochenleitung subjectiv und objectiv beiderseits gleich.

Tubenpassage frei.

Die Kranke wurde, mit mehrmaligen drei- bis vierwöchentlichen Unterbrechungen, theils catheterisirt, theils mit den Politzer'schen Einblasungen bis zum 29. Juni 1868 behandelt. Das Hörvermögen war dadurch nur unwesentlich gebessert worden, die subjectiven vierfachen Gehörsempfindungen aber hatten sich gar nicht geändert.

Ich untersuchte nunmehr die Kranke mit dem galvanischen Strom und zwar, weil die subjectiven Geräusche im linken Ohre heftiger als im rechten waren, das erstere. Das Resultat der ersten Untersuchung war folgendes:

Linkes Ohr.
II bis VIII El. 1 bis 99 L. KaS: —.
VIII El. 100 L. KaS: —.

Da Patientin sehr empfindlich war, konnte ich die Stromstärke nicht gut weiter steigern und versuchte deshalb noch die Wendung. Sofort trat bei AS ein Zischen ein, welches, solange bei Anode im Ohre die Kette geschlossen blieb, fortdauerte und erst mit AO verschwand. Bei nunmehr vorgenommener KaS und während KaD erfolgte keine Reaction, wohl aber trat wieder schwaches Zischen bei KaO ein. Ich hatte also folgende Formel:

VIII El. 100 L. KaS : —.
KaD: —.
KaO: z'.
AS: Z'.
AD: Z ∞.
AO: —.

Mit der Idee, zunächst den Eintritt der KaS-Reaction zu versuchen, bewirkte ich hierauf bei VIII El. 1 L. Kathodenschliessung. Patientin referirte sofort eine Verminderung der subjectiven Geräusche, welche nach KaO auch noch anhielt. Hierauf bei VIII El. 2 L. KaS: die subjectiven Gehörssensationen waren verschwunden. Nunmehr Steigerung der Stromstärke während KaD bis 5 L., dann ganz allmähliches Ausschleichen. Resultat: die vier subjectiven Geräusche des linken Ohres sind verschwunden und gleichzeitig ist im nichtbehandelten rechten Ohre vollständige Ruhe eingetreten, d. h. auch die daselbst vor der galvanischen Behandlung des linken Ohres vorhanden gewesen vier schwächeren subjectiven Gehörssensationen sind verstummt.

Vor der zweiten Sitzung (am 3. Juli) gab Patientin an, dass rechts noch vollständige Ruhe andauere und links das Brausen nicht mehr vorhanden sei, das Singen, Lauten und Klingen aber bald wiedergekehrt wären. Durch die oben angegebene Manipulation werden letztere drei Geräusche sofort wieder beseitigt.

Ich schritt nun noch zur Untersuchung des rechten Ohres:

Rechtes Ohr.

II bis XVI El. 1 bis 200 L. AS : —.
XVI El. 210 L. AS : Z'.
AD: Z ∞.
AO: —.
KaS : —.
KaD: .
KaO: z';

und hierauf bei XVI El. 200 L. KaS : —.
KaD: —.
KaO: z'.
AS : Z'.
AD: Z ∞.
AO: —;

mithin dieselbe Formel wie links, aber bei bedeutend höherer Stromstärke.

Auf beiden Seiten gab Patientin während KaD einen Druck nach innen auf das Trommelfell an. Vergleiche das hierüber am Ende der 27. Beobachtung Gesagte und Brenner loc. cit. pag. 200.

Da nach der ersten Sitzung bereits alle Geräusche des rechten Ohres verschwunden geblieben waren, wurde die galvanische Untersuchung des rechten Ohres nicht weiter verfolgt, sondern nur das linke Ohr allein künftighin galvanisch behandelt.

Vor der dritten Sitzung (am 6. Juli) referirt Patientin, dass zur Zeit nur Lauten und Klingen im linken Ohre vorhanden seien, das Brausen verschwunden geblieben und das Singen seit der letzten Sitzung auch nicht wiedergekehrt sei. Die beiden noch vorhandenen subjectiven Geräusche werden in gleicher Weise wie früher beseitigt.

Vierte Sitzung (am 10. Juli). Das Lauten und das Klingen sind drei Stunden nach der dritten Sitzung wiedergekehrt, werden aber sofort wieder und zwar nach späterer Angabe der Patientin auf die Dauer von zwei Tagen beseitigt.

Fünfte Sitzung (am 14. Juli). Zweimalige KaS beseitigt das Lauten; bei der dritten KaS verschwindet auch das Klingen.

Nach der fünften und sechsten Sitzung blieben die beiden eben genannten subjectiven Geräusche zwei Tage lang verschwunden und nach der siebenten Sitzung traten sie nur zeitweilig und in mässigem Grade wieder ein.

Nach der achten Sitzung blieb das Lauten verschwunden und nur das Klingen kehrte wieder.

Nach der vierzehnten Sitzung stellte sich das Klingen ganz schwach erst nach drei Tagen wieder ein.

Vor der fünfzehnten Sitzung gab Patientin an, dass sie seit zwei Tagen in der rechten Kopfhälfte um das Ohr herum Sausen, im linken Ohre schwaches Klingen bemerke. Beide Geräusche, sowohl das Kopfsausen als auch das subjective Klingen, verschwanden wieder nach Anwendung der Eingangs mitgetheilten Behandlung nur des linken Ohres, und ersteres kehrte nicht wieder.

Nach der siebzehnten Sitzung (am 4. September) blieb auch das subjective Klingen auf die Dauer verschwunden.

Diesen Fall habe ich in meinem während der Versammlung deutscher Naturforscher und Aerzte in Dresden am 22. September 1868 gehaltenen Vortrage besprochen und die betr. Person als geheilt von den subjectiven Gehörsempfindungen den anwesenden Herren Collegen vorgestellt. Seitdem habe ich von Zeit zu Zeit die ehemalige Kranke wiedergesehen und sie versicherte noch vor wenigen Tagen (Mitte Januar 1869), dass keines der früher vorhanden gewesenen subjectiven Geräusche wiedergekehrt sei.

Mit dem Ende der galvanischen Behandlung hatte sich das Hörvermögen nicht unwesentlich gebessert; sie hörte das Gehwerk meiner Uhr rechts 3″, links 4″ weit und mittellaute Sprache beiderseits etwas über 2 Ellen.

Patientin kann sich seit der Beseitigung der subjectiven Geräusche der ihr obliegenden und für ihre Gehörorgane nicht vortheilhaften Beschäftigung — Ausschlagen von Etiquetten etc. — ohne Beschwerde hingeben; während sie vorher von einem fortwährenden Kopfschmerz, der sich gegen Abend immer steigerte, bei der Arbeit gequält wurde, versichert sie jetzt „völlig frei im Kopfe“ zu sein.

Nach Beseitigung der subjectiven Gehörsempfindungen auf die angegebene Weise habe ich das linke Ohr der betr. Kranken noch sechsmal (am 7., 11., 14. und 28. September, sowie am 2. und 12. October 1868) galvanisch untersucht und in den vier ersten Untersuchungen die KaO-Reaction nur schwer, d. h. nur bei grösseren Stromstärken hervorrufen können, während in der fünften und sechsten Untersuchung die KaO-Reaction selbst bei Anwendung der grössten von mir bisher angewandten Stromstärke nicht mehr eintrat.

Mehr als drei gleichzeitig vorhandene subjective Gehörsempfindungen hatte ich, bevor ich die in Rede stehende Kranke zur Behandlung bekam, nicht beobachtet, und bekenne ich offen, dass dieser Fall, mit vierfachen Geräuschen, in mir anfangs gar keine Hoffnung auf Besserung oder gar Heilung aufkommen liess. Diese Ansicht wurde noch mehr bestärkt, als ich statt der von mir vermutheten Formel der einfachen Hyperästhesie jene der Umkehrung der einfachen Hyperästhesie durch den constanten Strom nachgewiesen hatte.

Nach diesem Befunde war ich anfangs rathlos, welchen Weg ich zur Beseitigung der subjectiven Gehörsempfindungen einschlagen sollte. Ein Blick im Geiste gethan auf die von Brenner angegebene allmähliche Entwickelung der verschiedenen vorkommenden Reactionsformeln aus der einfachen Normalformel läuterte meine Ideen und liess mich zu dem Entschluss kommen, in der oben angegebenen Weise die Heilung anzustreben. Der sofortige Erfolg bestärkte mich in meiner gewonnenen Anschauung und gab mir den Muth, den einmal betretenen Pfad vertrauensvoll weiter zu wandern. Mit jeder neuen Sitzung steigerten sich meine anfangs schwachen Hoffnungen und ich erreichte das angestrebte Ziel so vollständig als nur irgend möglich.

Der erlangte und durch viermonatliche fernere Beobachtung bestätigte Erfolg liess mich es sehr bedauern, die in der 27. Beobachtung besprochene Kranke nicht einer gleichen Behandlung unterzogen zu haben. Ich habe mich bisher vergeblich bemüht, diese betr. Kranke wieder zu sehen.

Neunundzwanzigste Beobachtung. — Im letzten Monat des vergangenen Jahres gelang es mir, bei einer rechts zeitweilig an Singen, links an fortwährendem heftigen Rauschen leidenden, sehr schwerhörigen 42jährigen Frau Friederike B... wiederum die Umkehrung der einfachen Hyperästhesie aufzufinden. Das Resultat der ersten am 18. December 1868 angestellten galvanischen Untersuchung war folgendes:

Linkes Ohr.

II bis X El. 1—4 L. KaS : —.
X El. 5 L. KaS : —.
KaD: —.
KaO: —.
AS : Gl'.
AD: Gl ∞.
AO: —.

Bei allmähliger Steigerung der Stromstärke während KaD bis auf X El. 41 L. ergab KaO: gl'>; also die vollständige Formel der Umkehrung der einfachen Hyperästhesie.

Während des Suchens nach der Stromstärke in KaD, bei welcher die KaO-Reaction eintreten würde, war das subjective heftige Rauschen im linken Ohre verschwunden und blieb es nach der Sitzung.

Am 28. December 1868 referirte Patientin, welche wegen anderweitiger Erkrankung bisher das Zimmer hatte hüten müssen, dass ihr Rauschen zwei Tage lang ganz ausgesetzt habe, dann aber in viel schwächerem Grade wiedergekehrt sei. Da Patientin noch sehr angegriffen war und an häufig wiederkehrenden Uterusblutungen litt, glaubte ich zur Zeit von der Anwendung des constanten Stromes absehen zu sollen.

Ueber etwaige, nach Wiederaufnahme der galvanischen Behandlung eintretende Veränderungen erlaube ich mir später zu berichten.

Ob auch bei dieser Kranken während KaD das Gefühl eines nach innen gerichteten Druckes vorhanden gewesen, habe ich leider bei der ersten Untersuchung zu eruiren vergessen.

Dreissigste Beobachtung. — Frau Bertha G . . . . ., 28 Jahre alt, leidet seit dem 14. Jahre an linksseitigem Brausen, während im rechten Ohre jedes subjective Geräusch fehlt.

Inspectionsbefund: Rechtes Ohr: Processus brevis und Manubrium dick, letzteres verkürzt. Trommelfell radiär graugelblich dicht gestreift, nur eine kleine Stelle im vorderen oberen Quadranten durchscheinend. Lichtkegel schmal, mattglänzend. — Linkes Ohr: Processus brevis und Manubrium sichtbar; von ersterem eine Falte nach hinten unten; eine gleiche von der Mitte des hinteren Randes des Hammerhandgriffes, ziemlich parallel der ersteren; zwischen beiden eine ziemlich hanfkorngrosse Vertiefung. Hintere Quadranten intensiv graugelblich. Centraler Theil der vorderen Quadranten radiär graugelblich gestreift. Lichtkegel schmal, nur in den oberen zwei Dritteln glänzend.

Hörweite: beiderseits 1'' Gehwerk und 3° laute Sprache.

Kopfknochenleitung subjectiv rechts, objectiv links lauter.

Nachdem ich bei der Kranken längere Zeit vergeblich versucht hatte, das subjective Brausen durch Catheterismus mit Luftdouche zu beseitigen, unterzog ich dieselbe am 8. Januar 1869 der galvanischen Untersuchung mit folgendem Resultat:

Linkes Ohr.

II bis X El. 1 bis 10 L. KaS : —.
X El. 20 L. KaS : —.
KaD: —.
KaO : kl'.
AS : Kl'.
AD: Kl ∞.
AO: —;

also noch ein Fall von der in Rede stehenden Formel.

Ich schliesse nun mit der Kathode im linken Ohre, die Anode befindet sich in der linken Hand, bei X El. 1 L. die Kette, steige während KaD bis auf X El. 3 L., und bei dieser Stromstärke verschwand das subjective Brausen. Hierauf steige ich bis auf 5 L. und schleiche dann allmählig aus. Als ich die Stromstärke während KaD bis auf 1 L. wieder abgemindert habe, tritt Sausen im linken Ohre ein, welches aber bei 2 L.

wieder verschwindet. Nach dem dann bewirkten Ausschleichen völlige Ruhe im linken Ohre.

Diese Kranke gab ungefragt an, dass sie während der ganzen letzten Zeit (also während KaD) das Gefühl von einem nach innen gerichteten Druck gehabt habe.

Zweite Sitzung am 15. Januar 1869. Patientin giebt an, dass das Brausen nur einige Stunden ausgesetzt habe und jetzt schwächer, als vor der ersten Sitzung vorhanden sei. Es gelang mir erst bei X El. 1110 L. die oben angegebene Formel des linken Ohres herzustellen, die Sensation aber hatte sich geändert; es trat Singen statt des früheren Klingens auf, also:

Linkes Ohr.

X El. 1 bis 1010 L. AS : —.
X El. 1110 L. AS : Si'.
AD: Si ∞.
AO: —.
KaS : —.
KaD: —.
KaO: si'.

Jetzt bei X El. 1 L. KaS und sofort ist das subjective Brausen verschwunden, dafür aber ein fernes, einige Zeit andauerndes Singen, aber von anderem Character als das bei AS gehörte, eingetreten; ich glaube jenes Singen für eine Andeutung der KaS- und KaD-Reaction ansehen zu dürfen.

Nach einige Zeit währender KaD wird durch behutsamstes Ausschleichen die KaO-Reaction umgangen. Das Brausen bleibt hierauf verschwunden. Auf welche Zeit? das muss ich einer späteren Mittheilung vorbehalten.

Nach längerer Unterbrechung des Stromes nochmals bei X El. 1 L. KaS, jedoch ohne Gehörssensation (Si) zu erzeugen, wahrscheinlich, weil der Effect der Wendung von AD in KaS nicht benutzt worden war.

Da es mich interessirte, auch die Formel zu wissen, in welcher der rechte Hörnerv auf den constanten Strom reagirte, so schloss ich die Kette — Kathode im rechten Ohre, Anode in der rechten Hand — und erhielt folgendes Resultat:

Rechtes Ohr.

II bis X El. 1—9 L. ergaben bei keinem der sechs Reizmomente eine Reaction.

X El. 10 L. KaS : —.
KaD: —.
KaO: z'.
AS : Z'.
AD: Z ∞.
AO: —;

also dieselbe Formel, nur mit anderem Character der Sensation — statt Kl oder Si nur Z — bei geringerer Stromstärke.

Gleichzeitig wurde von der Patientin während KaD ein nach innen gerichteter Druck angegeben.

Nach der Untersuchung fühlte sich Patientin „freier im Kopfe“. Wie nach der ersten, so war auch nach der zweiten Sitzung das Hörvermögen gegen die Sprache wesentlich gebessert. —

Ich konnte es mir nicht versagen, die beiden letzten Beobachtungen hier mitzutheilen, noch bevor ich die Resultate der ferneren galvanischen Behandlung abgewartet hatte, einmal, weil solche Fälle nicht so häufig zur Beobachtung kommen, und dann, weil ich bisher so glücklich war, durch die in der 28. Beobachtung angegebene Methode die subjectiven Geräusche (Rauschen in dem ersten, Brausen in dem zweiten Falle) wenigstens in jeder Sitzung zum Verschwinden zu bringen und für die Folge ihre Intensität zu verringern.

Ich glaube nach meinen bisherigen Erfahrungen mich für berechtigt zu halten, mindestens die dauernde Beseitigung der subjectiven Gehörsempfindung der zuletzt genannten Kranken in sichere Aussicht zu stellen; doch der Erfolg muss meine Ansicht erst noch rechtfertigen.

Die bisher mitgetheilten Fälle betrafen solche, bei welchen ich die Umkehrung der Formel für einfache Hyperästhesie auf beiden Seiten gefunden hatte; ich habe jedoch auch einen Fall von einseitiger Umkehr beobachtet, dessen Mittheilung hier ihren Platz finden mag.

Einunddreissigste Beobachtung. — Ernst K..., 31 Jahre alt, Cigarrensortirer, ist ohne nachweisbare Ursache seit sechs Jahren schwerhörig beiderseits und leidet gleichzeitig an Brausen in beiden Ohren.

Befund: Rechtes Ohr: Processus brevis und Manubrium deutlich sichtbar; letzteres mässig verkürzt. Trommelfell mattgrau angehaucht. Lichtkegel nur im oberen Drittel vorhanden. — Linkes Ohr: Processus brevis sichtbar, Manubrium sehr verkürzt, Trommelfell gelblichweiss. Vom Processus brevis aus zieht ein weisslicher Streifen parallel der hinteren Peripherie nach abwärts bis zur hinteren unteren Peripherie. Lichtkegel mattglänzend. — Hörweite: Das Gehwerk meiner Uhr wird beiderseits nur beim Anlegen an die Ohrmuschel gehört; laute Sprache rechts 1⁰, links 1⁰ 8″ weit. — Kopfknochenleitung gleich.

In der ersten Sitzung gelang es mir nur die Formel der Reaction des rechten Hörnerven festzustellen; die Formel für das linke Ohr fand ich erst in der dritten Sitzung; gleichwohl stelle ich beide nebeneinander.

Rechtes Ohr.	Linkes Ohr.
II bis X El. 98 L. KaS : —.	II bis XII El. 1110 L. KaS : —.
X El. 99 L. KaS : Kl′.	XII El. 1110 L. KaS : —.
KaD : Kl ∞.	KaD : —.
KaO : —.	KaO : si.
AS : —.	AS : Si.
AD : —.	AD : si ∞.
AO : kl′>.	AO : —.

Es gelang mir nicht, auf das Brausen des linken Ohres bei der directen galvanischen Behandlung desselben eine besänftigende Wirkung zu erzielen; das Brausen des rechten Ohres wurde aber wesentlich gemildert und einmal sogar für eine halbe Stunde lang in Singen verwandelt; es gänzlich zu beseitigen vermochte ich jedoch nicht.

Während bei der galvanischen Behandlung des rechten Ohres stets während AD das Gefühl eines Druckes nach innen auftrat, stellte sich dasselbe links stets nur während KaD ein; ebenso verhielt es sich mit der Chordareizung, welche rechts bei KaS und KaD, links bei AS und AD angegeben wurde.

Bereits nach der dritten galvanischen Sitzung war das Hörvermögen auffallend gebessert und nach der 17. Sitzung hatte sich dasselbe bis auf 3° rechts und 4° links für mittellaute Sprache gehoben.

Eine wirkliche einfache **Umkehrung der Normalformel** habe ich bis jetzt noch nicht zu beobachten Gelegenheit gehabt. Solche Fälle, glaube ich, dürften zu den grössten Seltenheiten gehören.[1] — Wohl aber beobachtete ich eine Umkehr der Normalformel in der paradoxen Reaction. Doch davon weiter unten.

Hyperästhesie mit der paradoxen Formel des nichtarmirten Ohres. — Was unter dieser Bezeichnung verstanden werden soll, hat Brenner[2] deutlich genug auseinandergesetzt, sodass ich keine weiteren Erläuterungen zu geben brauche und dagegen sofort zu der Mittheilung der von mir beobachteten derartigen Fälle übergehen kann.

Den ersten von mir beobachteten derartigen Fall habe ich bereits in dem ersten Hefte meiner praktischen Beiträge zur Ohrenheilkunde[3] unter dem Titel „Reflexhyperästhesie" mitgetheilt. Ich fühle mich jedoch gleich Brenner veranlasst, diese Bezeichnung aufzugeben und dafür obige anzunehmen.

Die ferneren von mir beobachteten Fälle sind folgende:

Zweiunddreissigste Beobachtung. — Ich habe diesen Fall bereits in der St. Petersburger medic. Zeitschrift veröffentlicht, bringe ihn aber hier nochmals zum Abdruck.

Br. W..., 10 Jahre alt, leidet öfter an lang andauerndem Stockschnupfen und war im 7. Lebensjahre nach den Masern einige Tage lang schwerhörig gewesen. Schmerzen oder Ausfluss aus den Ohren waren nie vorhanden gewesen.

Patient, welcher am 16. September 1868 vorgestellt wurde, sollte nach Angaben der Mutter desselben in Folge eines kalten Bades links schwerhörig geworden sein und klagte über Brummen in dem linken Ohre.

---

[1] Vergl. Brenner loc. cit. pag. 218 und 219.
[2] loc. cit. pag. 201—213 und pag. 252—258.
[3] loc. cit. pag. 25—27.

Bei der Untersuchung fand sich zunächst eine rechtseitige Facialislähmung vor, welche sich in Folge der Reaction auf elektrische Ströme als eine peripherische Lähmung herausstellte, indem ein inducirter Strom rechts im Verhältniss zur gesunden linken Seite eine schwächere Reaction ergab, während die Galvanocontractilität der gelähmten Muskeln noch deutlich vorhanden war.

Die Inspection der Gehörorgane des kleinen Kranken ergab Folgendes:

Rechtes Ohr: Kein Ohrenschmalz. Processus brevis mallei und Manubrium vorstehend, letzteres verkürzt. Vom unteren Ende des Manubrium ein gelblicher, fast sondenknopfförmig endigender Strang bis zur Mitte des hinteren unteren Quadranten. Trommelfell bläulichgrau und stellenweise undurchscheinend. Langer Ambosschenkel unsichtbar. Lichtkegel matt. Patient hört das Gehwerk der oben bezeichneten Uhr 2″, mittellaute Sprache 4⁰ weit. Nach Catheterismus, wobei die Tuba sich durchgängig und frei von Schleim zeigte, stieg die Hörweite für das Gehwerk der Uhr auf 5″, für mittellaute Sprache auf 8⁰.

Linkes Ohr: Kein Ohrenschmalz. Processus brevis mallei schnabelförmig vorstehend. Manubrium sehr stark verkürzt. Vom unteren Ende des Manubrium nach der Mitte des hinteren unteren Quadranten ein gelblicher Strang wie rechts. Trommelfell bleigrau angehaucht, fast überall noch durchscheinend, sehr concav. Langer Ambosschenkel nicht sichtbar. Lichtkegel fehlt. Die Hörweite, welche für das Gehwerk der Uhr 1″, für mittellaute Sprache 2⁰ betrug, stieg nach dem Catheterismus, wobei sich die Tuba ebenfalls völlig wegsam erwies, auf 3″ für die Uhr und auf 5⁰ für mittellaute Sprache.

Die Kopfknochenleitung war beiderseits subjectiv und objectiv ganz gleich.

Nach der Luftdouche war und blieb das Brummen linkerseits verschwunden.

Patient, dessen Hörweite für die Uhr nach viermal angewandtem Catheterismus links auf 10″, rechts auf 12″ gestiegen war, wurde hierauf auch einer galvanischen Behandlung unterzogen, zunächst um die Facialislähmung zu heilen, sodann um die Reaction des Acusticus auf den constanten Strom festzustellen. Zu diesem Zwecke wurde der rechte äussere Gehörgang mit einer Elektrode armirt und die zweite Elektrode unterhalb des Ohres aufgesetzt, während in allen übrigen Fällen diese letztere mit einer der beiden Hände gehalten wurde. Hierbei machte ich die interessante Beobachtung, dass in der ersten galvanischen Sitzung das linke nicht armirte Ohr die fast vollständige paradoxe Formel zeigte.

Von II bis VI El. aufsteigend trat schon bei VI El. 1110 L. rechts Reaction ein, welche sich schliesslich nach verschiedenen Wiederholungen, mit Berücksichtigung der paradoxen Reaction in folgender Weise feststellen liess.

Rechtes Ohr.		Linkes Ohr.	
VI El. 1110 L.	KaS : Kl.	VI El. 1110 L.	—.
	KaD: kl ∞.		—.
	KaO : —.		—.
	AS : —.		Kl.
	AD: —.		kl>.
	AO : kl>.		—.

Wäre im linken nicht armirten Ohre auch noch bei KaO eine Reaction aufgetreten, dann wäre die paradoxe Reaction vollständig gewesen, und ich bin veranlasst zu glauben, dass, wenn ich höhere Stromstärken anzuwenden vermocht hätte — der kleine Patient liess dies aber der Schmerzen halber nicht zu — die KaO-Reaction noch hervorzurufen gewesen sein würde.

In der zweiten galvanischen Sitzung reagirten beide Hörnerven bei derselben Stromstärke ganz in derselben Weise, nur dass im rechten Ohre statt des Klingens (Kl) ein Brummen und im linken Ohre statt des Klingens ein Singen angegeben wurde.

In der dritten Sitzung wurde das linke Ohr galvanisch untersucht, und zwar wurde die zweite Elektrode anfangs in der rechten, später in der linken Hand gehalten. Bei VI El. 10 L. reagirte das linke Ohr in folgender Weise:

Linkes Ohr.

VI El. 10 L. KaS : Br.
KaD: br ∝.
KaO: —.
AS : —.
AD: —.
AO: br.

Was ich erwartet hatte, nämlich die paradoxe Reaction des nicht behandelten rechten Ohres, trat nicht ein. Die betreffende Behandlung des linken Ohres wurde, zumal da die ursprünglich vorhanden gewesene subjective Gehörsempfindung nicht wieder aufgetreten war, aufgegeben und späterhin nur das rechte Ohr der Einwirkung des constanten Stromes ausgesetzt. In und von der dritten Sitzung an blieb die paradoxe Reaction des linken Acusticus aus, auch ergab das rechte Ohr bei VI El. 1110 L. und der oben angegebenen Application der zweiten Elektrode nicht mehr die Formel der einfachen Hyperästhesie, sondern folgende:

Rechtes Ohr.

VI El. 1110 L. KaS : Kl.
KaD: kl>.
KaO: —.
AS : br.
AD: —.
AO: kl.

In derselben Weise reagirte das rechte Ohr in der vierten Sitzung; wurde aber die zweite Elektrode auf den rechten Processus mastoideus oder auf die rechte Wange aufgesetzt, so trat die AS-Reaction nicht ein.

In der fünften Sitzung trat bei Application der zweiten Elektrode unterhalb des Ohres selbst bei VIII und X El. die reine Normalformel auf. Dasselbe war in der sechsten, siebenten und achten Sitzung bei VIII und bei VI El. der Fall. Mit letzterer Sitzung wurde nicht nur die galvanische, sondern auch die otiatrische Behandlung aufgegeben, weil die betreffende Facialislähmung vollständig beseitigt, die Hörweite für die Uhr beiderseits auf 6° gestiegen und auch für die Sprache (flüsternd und mit abgewendetem Munde des Sprechenden) zur Norm zurückgekehrt war.

Nicht unerwähnt kann ich eine anderweit in diesem Falle gemachte Beobachtung lassen. Während sich nämlich in jeder Sitzung die Hörweite beiderseits nach vorausgegangenem Catheterismus sichtlich hob, besserte sich dieselbe nach jeder ausserdem noch stattgehabten Einwirkung des constanten Stromes in höchst auffälliger Weise noch mehr, selbst des linken nicht mehr galvanisch behandelten Ohres. Der besseren Uebersicht halber stelle ich die so nach und nach gewonnenen Resultate tabellarisch zusammen, bemerke jedoch zugleich, dass die betreffenden Hörweitemessungen erst von der dritten galvanischen Sitzung an vorgenommen wurden und in dieser auch nur für das rechte Ohr, von der vierten Sitzung an erst für beide Ohren.

	Hörweite des rechten Ohres			Hörweite des linken Ohres		
	bei Ankunft des Kranken.	nach der Luftdouche.	nach der galvan. Sitzung.	bei Ankunft des Kranken.	nach der Luftdouche.	nach der galvan. Sitzung.
In der 3. Sitzung	1° 3″	1° 15″	2° 6″	1° 13″	2° 7″	—
„ „ 4. „	2°	2° 15″	3° 14″	2°	2° 19″	3° 16″
„ „ 5. „	2° 20″	3°	4°	3°	3° 7″	4° 7″
„ „ 6. „	3° 10″	3° 15″	4° 10″	3° 15″	3° 21″	4° 10″
„ „ 7. „	4°	4° 6″	5°	4° 8″	4° 15″	5° 2″
„ „ 8. „	4° 18″	5°	6°	4° 20″	5°	6°

Nach der letzten Sitzung stellte sich der Knabe noch mehrmals vor. Die Lähmungserscheinungen des rechten Gesichtsnerven blieben beseitigt und die erlangten Hörweiten verminderten sich nicht wieder.

Dreiunddreissigste Beobachtung. — Auch dieser Fall ist von mir bereits in der St. Petersburger medic. Zeitschrift veröffentlicht worden.

Franz H...., 20 Jahre alt, ist seit 12 Jahren rechts fast vollständig taub, links seit 3—4 Jahren schwerhörig. Eine Ursache ist nicht nachzuweisen. Sausen ist beiderseits vorhanden.

Inspectionsbefund: Rechtes Ohr: Processus brevis mallei und Manubrium deutlich sichtbar, letzteres bedeutend verkürzt. Trommelfell grauweiss, im hinteren unteren Quadranten mehr gelblich gefärbt, ziemlich concav. Lichtkegel ganz verwaschen.

Linkes Ohr: Processus brevis mallei stark vorstehend, Manubrium fast horizontal. Trommelfell sehr concav, mattgrau. Lichtkegel längsgestreift, nur in der Mitte vorhanden und etwas verwaschen.

Die Repetiruhr wird rechts nur beim Andrücken an die Ohrmuschel, das Gehwerk links 8″ weit gehört. — Für laute Sprache ist die Hörweite rechts Null, links 2^{0}.

Die auf den Scheitel aufgesetzte tönende Stimmgabel wird vom Patienten links lauter als rechts gehört. Ein gleiches Resultat gab die objective Prüfung der Kopfknochenleitung.

Die Tubenpassage ist beiderseits frei.

Erste galvanische Sitzung: Der rechte Nervus acusticus ist durch X El. 1110 L., selbst nicht durch mehrmalige Wendung aus längerer Anodendauer zur Reaction zu bringen.

Der linke Gehörnerv dagegen reagirt schon bei X El. 2 L. in der Brenner'schen Normalformel.

Zweite galvanische Sitzung: Links bei derselben Stromstärke wieder Normalformel. — Hierauf wurde wieder das rechte Ohr galvanisch untersucht, und es ergab sich nunmehr Folgendes:

	Rechtes armirtes Ohr.		Linkes nicht armirtes Ohr.	
X El. 10 L.	KaS : Kl.	(Stark.)	Kl.	(Schwach.)
	KaD: kl ∞.		kl ∞.	
	KaO : —.		—.	
	AS : —.	Oder schwaches kl.	Kl.	(Stark.)
	AD: —.		kl>.	
	AO : kl′.	(Stark.)	—.	

Bei AD X El. 1—5 L. verliert sich das rechts vorhandene subjective Sausen und bleibt es nach dem Ausschleichen. Gleichzeitig war das dumpfe Sausen, welches links neben dem hellen Sausen bestand, verschwunden.

Dritte galvanische Sitzung: Das Sausen rechts ist verschwunden geblieben. Neben dem hellen Sausen links ist seit circa 6 Stunden Klingen aufgetreten. Nach Catheterismus links verwandelt sich das helle Sausen in Zischen, sodass also daselbst Klingen und Zischen noch vorhanden sind.

	Rechtes armirtes Ohr.		Linkes nicht armirtes Ohr.	
X El. 1—5 L.; später	KaS : Kl.	(Stark.)	Kl.	(Schwach.)
VIII El. 6 L.	KaD : kl ∝.		kl ∝.	
	KaO : —.		kl'.	(Stark.)
	AS : —.		Kl.	
	AD : —.		kl>.	
	AO : kl'. (Stark.)		—.	

Nach längerer, steigender AD ist das subjective Klingen im linken nicht armirten Ohre verschwunden, das Zischen aber gleich stark geblieben.

Vierte galvanische Sitzung: Bei gleicher Application der Elektroden wie in den vorhergehenden Sitzungen (eine im rechten Ohre, die andere in einer Hand) dieselbe Reactionsweise bei X El. 1 bis 5 L. und später bei VIII El. 6 L. — Das in der 3. Sitzung beseitigte subjective Klingen links war nicht wiedergekehrt, auf das noch vorhandene subjective Zischen daselbst übte die Anode nur einen vermindernden, nicht beseitigenden Einfluss.

Vierunddreissigste Beobachtung. — Wilhelm L...., 29 Jahre alt, Maurer, war stets gesund und guthörig gewesen, bis er vor einem Jahre in Folge von Typhus beiderseits taub wurde und heftiges Brausen auf beiden Ohren bekam.

Nach Entfernung von Ohrenschmalz, welches die Inspection des Trommelfelles beiderseits verhindert hatte, war an beiden Trommelfellen ausser einer ganz mässigen milchweissen Trübung in jedem hinteren oberen Quadranten etwas Anomales nicht aufzufinden.

Hörweite und Kopfknochenleitung gleich Null. — Einige Wochen lang fortgesetzter Catheterismus änderte nichts.

Ich untersuchte nunmehr den Kranken vermittelst des constanten Stromes. Beide Gehörnerven reagirten bei gleichen Stromstärken und mit derselben Sensation (Pfeifen) in folgender Formel:

Rechtes und linkes Ohr.

II bis VIII El. 1110 L. KaS : —.
X El. 1 L. KaS : Pf'.
KaD: Pf ∞.
KaO : —.
AS : —.
AD : —.
AO : pf' ∞.

Die nach AO lange persistirende galvanische Gehörssensation wurde durch KaS und sofortige KaO jedesmal beseitigt.

Von der dritten Sitzung an stellte es sich heraus, dass, wenn das linke Ohr galvanisch behandelt war und bei KaS, KaD und AO reagirte, im rechten nicht armirten Ohre bei KaO, AS und AD Klangsensationen gehört wurden, während welcher letztgenannter Reizmomente das linke armirte Ohr schwieg; also folgendermaassen:

Linkes armirtes Ohr.	Rechtes nicht armirtes Ohr.
X El. 1 L. KaS : Pf'.	—.
KaD: Pf ∞.	—.
KaO: —.	pf oder z.
AS : —.	Pf.
AD: —.	pf oder z ∞.
AO: pf' ∞.	—.

Die paradoxen Reactionen des rechten Ohres sind nicht so intensiv, wie die bei den normalen Reizmomenten im linken Ohre auftretenden.

Da mit dem Kranken nur ein schriftlicher Verkehr möglich war, konnte ich erst in der zehnten Sitzung feststellen, dass das umgekehrte Verhältniss ebenfalls statthatte, d. h., dass bei armirtem rechten Ohre während KaO, AS und AD Klangsensationen im nicht armirten linken Ohre auftraten, jedoch von anderer Klangfarbe waren; nämlich:

Rechtes armirtes Ohr.	Linkes nicht armirtes Ohr.
X El. 1 L. KaS : Pf'.	—.
KaD : Pf ∞.	—.
KaO : —.	si.
AS : —.	Si.
AD : —.	si ∞.
AO : pf' ∞.	—.

Obschon Patient vor der sechsten Sitzung angab, dass im linken Ohre fast zwei ganze Tage das subjective Brausen verschwunden und dass es nach der sechsten Sitzung bald im rechten, bald im linken Ohre und nach der neunten Sitzung einen Tag lang in beiden Ohren völlig ruhig gewesen sei, versprach ich mir doch von der ferneren galvanischen Behandlung keinen wesentlichen, dauernden Erfolg und beredete den Kranken, dieselbe aufzugeben.

Dass vom Patienten weder das Schlagen meiner an die Ohren angedrückten Repetiruhr noch die auf den Scheitel aufgesetzte tönende Stimmgabel vernommen wurde, würde, bei dem Fehlen bedeutender nachweisbarer Veränderungen der Leitungsorgane des Ohres, den herrschenden Anschauungen gemäss die Annahme einer sogenannten nervösen Taubheit erlauben, worunter man sich einen Torpor des Hörnerven vorzustellen pflegt. Durch die Resultate der galvanischen Untersuchung erfahren die bisher gäng und gäbe gewesenen Anschauungen aber wesentliche Modificationen. Dass der Nerv in diesem Falle an der Erkrankung Theil genommen, ist freilich durch die galvanische Untersuchung und erst durch diese festgestellt, aber diese Erkrankung besteht keineswegs in Torpor, sondern, wenigstens dem galvanischen Reiz gegenüber, in Hyperästhesie, und zwar in einer Form derselben, welche tiefe Erkrankung zu signalisiren pflegt. Wenn also das Ergebniss der galvanischen Untersuchung der Annahme einer Lähmung der Hörnervenenden im Labyrinth keineswegs günstig ist, so wird dadurch doch das Vorhandensein anatomischer Störungen z. B. in der Kette der Gehörknöchelchen (welche auch bei wenig verändertem Zustande des Trommelfelles vorkommen können) oder an den beiden Membranen der inneren Paukenhöhlenwand keineswegs ausgeschlossen, und es würden dann dieselben als Ursache der Nervenerkrankung anzusehen sein.

Einseitiges Auftreten der paradoxen Formel im nicht armirten Ohre beobachtete ich noch in zwei bereits oben wegen eines andersartigen galvanischen Befundes mitgetheilten Fällen, wo ich jedoch die paradoxe Reaction anzugeben absichtlich unterlassen habe.

Fünfunddreissigste Beobachtung. — Ida Kr....,[1] 18 Jahre alt. Die beiden Hörnerven dieser Kranken reagirten in allen sechs Reizmomenten. Wurde das linke Ohr armirt, dann reagirte bei KaO, AS und AD auch das rechte nicht armirte Ohr. Dies war aber nicht mit dem linken Ohr der Fall, wenn das rechte Ohr armirt war. Die gefundene paradoxe Formel des nicht armirten Ohres war aber insofern von der des armirten Ohres verschieden, als sie einfach der Umkehr der Normalformel entsprach, während letzteres alle Reizmomente beantwortete.

	Linkes armirtes Ohr.	Rechtes nicht armirtes Ohr.
VI El. 10 L. und	KaS : Si.	—.
später IV El. 10 L.	KaD: si ∞.	—.
	KaO: kl.	smm. (Summen.)
	AS : Kl.	Smm.
	AD: kl ∞.	smm>.
	AO: si.	—.

Patientin vermochte das neben dem Klingen im linken armirten Ohre auftretende Summen im nicht armirten rechten Ohre ganz deutlich und wiederholt in den späteren Sitzungen anzugeben.

Es wäre denkbar, dass Patientin die anderseits vorhandene paradoxe Reaction deshalb nicht angab, weil die Klangsensation im nicht armirten linken Ohre dieselbe wie im armirten rechten Ohre war; doch möchte ich dies bezweifeln.

Sechsunddreissigste Beobachtung. — Joh. G. M....,[2] 49 Jahre alt, Kaufmann. Die beiden Ohren dieses Kranken

[1] Siehe 25. Beobachtung.
[2] Siehe 26. Beobachtung.

reagirten, einzeln armirt, in ganz gleicher Weise, aber bei verschiedenen Stromstärken, das rechte bei VIII El. 110 L., das linke bei X El. 5 L. folgendermaassen:

KaS : Gl'.
KaD: Gl ∞.
KaO: kl.
AS : Kl.
AD: Kl ∞.
AO: gl'>.

War das linke Ohr armirt, so antwortete dieses später auch bei bedeutend geringeren Stromstärken (IV El. 1 L.) ganz in derselben Weise. Prüfte ich es hierauf mit III El. 1 L., dann änderte sich die Formel in der Weise, dass die KaO-, die AS- und die AD-Reactionen fehlten, dafür aber die paradoxe Formel im rechten nicht armirten Ohre auftrat; also:

	Linkes armirtes Ohr.	Rechtes nicht armirtes Ohr.
III El. 1 L.	KaS : Gl.	—.
	KaD: gl ∞.	—.
	KaO: —.	kl.
	AS : —.	Kl.
	AD: —.	kl>.
	AO: gl.	—.

Wurde das rechte Ohr armirt, dann ergaben wohl noch IV El. 1 L. die oben angegebene Formel, bei III El. 1110 L. aber konnte ich eine directe Reaction im armirten rechten Ohre ebensowenig wie eine paradoxe im nicht armirten linken erzielen.

Die paradoxe Formel des nicht armirten rechten Ohres war nicht die Formel der Umkehrung für einfache Hyperästhesie, sondern stellte die umgekehrte Normalformel dar.

Schwerhörigkeit in Folge von Torpor des Gehörnerven. — Ueber die Seltenheit des Vorkommens und über die Misslichkeit der Diagnose dieses Zustandes hat sich Brenner in seinem Werke an dem betreffenden Orte klar ausgesprochen. Ich kann mich dem dort Gesagten nur anschliessen. Die einfache Thatsache, dass bei Gesunden die zur Erregung des Hörnerven erforderliche Stromstärke oft genug hoch, ja unerreichbar ist, beweist, dass man aus einer zur Erregung erforderlichen hohen Stromstärke allein durchaus nicht berechtigt ist, auf Schwererregbarkeit des Nerven selbst zu schliessen.

Wie sehr die Brenner'schen Untersuchungen geeignet sind, die gangbaren otiatrischen Anschauungen in Bezug auf diesen Punkt zu reformiren, habe ich schon früher angedeutet. Ganz besonders gilt dies auch von dem so oft und von so vielen Seiten wiederholten Satze, welcher mit den bisherigen Anschauungen über den sogenannten Torpor des Hörnerven im innigsten Zusammenhange steht, dass bei galvanischer Behandlung von Schwerhörigkeit die Prognose um so besser zu stellen sei, je leichter die Hervorrufung acustischer Empfindungen durch den Strom sei. Für die weit überwiegende Mehrzahl aller hier in Rede stehenden Ohrenkrankheiten gilt vielmehr das stricte Gegentheil.

Was die übrigen Schlusssätze, welche Brenner aus seinen Untersuchungen gezogen hat, betrifft, so muss ihnen nicht minder eine sehr grosse Bedeutung für die Ohrenheilkunde zugestanden werden. Vor Allem gilt dies von den unzweifelhaft bewiesenen Sätzen:[1] dass der acustische Nervenapparat sehr leicht und häufig an der Erkrankung des übrigen Gehörorganes Theil nehme; dass absolute Taubheit und Fehlen der Knochenleitung keineswegs nothwendige Voraussetzungen acustischen Nervenleidens seien; dass die normale Reaction des Hörnerven auf den elektrischen Reiz die conditio sine qua non von dessen Gesundheit sei.

Der letzte Satz insbesondere war es, welcher Brenner von seinem eifrigen Gegner Schwartze auf das Lebhafteste bestritten worden ist, und zwar aus dem Grunde, „weil es Leiden des Gehörnervenapparates gebe, in denen derselbe keine Abweichung von der normalen Reaction auf den elektrischen Reiz zeige". Dass dieser selbstredend nur auf einem Denkfehler

[1] loc. cit. pag. 227 und 228.

beruhende Einwand nach Verlauf von Jahren von Schwartze[1] wiederholt und als der ohne Zweifel wichtigste Einwand bezeichnet worden ist, dass Andere[2] denselben Einwand aussprechen, ist ein redender Beweis von der geringen Gewissenhaftigkeit, mit welcher man sich der Controle der Brenner'schen Untersuchungen von einigen Seiten bislang unterzogen hat. Vergl. über diesen Punkt die Auslassungen Brenners.[3]

Ich halte es vielmehr als Ohrenarzt für die Pflicht meiner Fachgenossen, dem Verfasser so gewissenhafter und opferreicher Arbeiten, welche er uneigennützig lediglich im Interesse der von ihm nicht betriebenen Ohrenheilkunde und auf die Bitte von Ohrenärzten unternommen, ihren Dank in loyaler Weise entgegenzubringen.

Höchst auffallend würde es sein, wenn bei ausgedehnteren Untersuchungen sich für die Brenner'schen Beobachtungen und Deutungen lediglich Bestätigungen finden sollten. Es ist im Gegentheil zu erwarten, dass Manches von den Angaben Brenner's einer Modification und Verbesserung, einer Beschränkung oder Erweiterung unterliegen werde.

Unzweifelhaft aber ist es, dass Brenner, welcher den Muth hatte, der Aufhellung dieses geradezu verrufenen Gebietes seine besten Kräfte zu widmen, eine Methode der galvanischen Untersuchung des Hörnerven geschaffen hat, welche an Exactheit mit den besten ärztlichen Untersuchungsmethoden in die Schranken zu treten vermag. Dies und die von Brenner zum ersten Male ausser Zweifel gestellte Thatsache, dass es Gehörleiden giebt, welche durch rationelle Anwendung des constanten galvanischen Stromes, und nur durch diesen, beseitigt werden können, wird ihm den Dank der Ohrenärzte für alle Zeiten sichern müssen. —

Hiermit schliesse ich meine Arbeit, welche die von Brenner in seinem Werke niedergelegten Anschauungen und Be-

[1] Archiv für Ohrenheilkunde. Bd. III. pag. 330.
[2] Benedikt. Elektrotherapie. Wien 1868. pag. 270 Zeile 13 bis 17 v. u.
[3] loc. cit. pag. 178 etc., und pag. 165 und 166 Anmerkung.

hauptungen nach jeder Hinsicht bestätigt und zu dem von ihm bereits Gefundenen einiges Neue hinzufügt.

Wenn es mir durch meine vorstehenden Mittheilungen gelungen ist, einen oder den anderen meiner Collegen fernerhin zur Aufnahme oder Fortsetzung galvanischer Untersuchungen des menschlichen Hörnerven veranlasst zu haben, so bin ich völlig befriedigt.

Leipzig, Druck von Giesecke & Devrient.

LEIPZIG,

DRUCK VON GIESECKE & DEVRIENT.

www.ingramcontent.com/pod-product-compliance
Lightning Source LLC
LaVergne TN
LVHW091728021026
849161LV00003BB/494